JN443949

아름다운 창조(創造)의

술

의학박사 **이 승 구** 지음

최 신 의 학 사

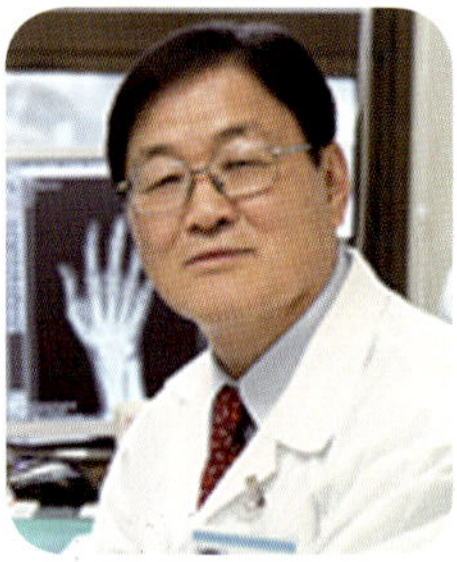

이 승 구 (李 勝 九) (白桂)

Seung-Koo Rhee, MD, PhD

◎ 서울 출생, 호는 白桂

◎ 양정고교, 가톨릭의대 졸업, 의학박사

◎ 현 가톨릭 대학교 의과대학 정형외과 교수

◎ 대한 골·관절 종양학회 회장

◎ 대한 수부외과학회 회장

◎ 노동부, 보건복지부 및 근로복지공단 산재담당 자문의

◎ 법원 촉탁 자문의사(정형외과, 상지분야)

◎ 국가보훈처 자문의

◎ 근로복지공단 이사장 표창(5회)

◎ 노동부 및 보건복지부 장관 표창(2회)

◎ 대통령 근정포장 및 훈장(2004년 6월 28일, 제 70621호)

◎ 옥조 근조 훈장(2013년 2월)

시 작 글 (序文)

손은 '인체의 어깨로부터 시작된 가지'라고 사전에는 기록되어 있다. 그러나 해부학적으로 손은 손목으로부터 손가락 끝까지의 부분을 총칭하는 것으로, 또 기능적인 면에서 보면 손의 기능을 지지하고 있는 전완, 상완뿐만 아니라, 손의 기능이나 시각(視覺), 지각(知覺)과 감각(感覺)을 지배하는 척수나 뇌까지도 넓은 범위의 손의 영역에 포함시키지 않으면 안된다.

의사를 포함한 현대 과학자들은, 태초의 원시인들이 네발로 걷는 사각(四脚)동물의 세상에서, 두발로 걷게 되는 이각(二脚) 동물의 세계로 접어들면서, 얻은 것은 세가지요, 잃은 것은 한가지라 하였다. 얻은 것은 첫째, 서서 두눈으로 먼 곳의 위험을 직시하여 즉시 위험동물을 피하여 생명을 연장시킬 수 있었으며, 둘째, 두뇌의 발달로 무기와 생활에 편리한 문명의 이기를 발명하였고, 셋째, 양손의 섬세한 동작으로 두뇌가 고안한 무기 등을 만들 수 있어, 현대의 찬란한 문명을 이룩할 수 있었다는 것이다. 반면 두발로 걸으면서 잃은 것은 허리의 안정성 상실로 요통이 생기게 된 것이라 하였는데, 실상 네발동물은 인간의 허리디스크나 척추 뼈의 변성변화는 없거나 적다. 진화론의 관점에서 본다면, 인간의 사고능력은 손의 사용을 앞서지 않는다. 즉, 인간이 손을 사용하면서부터 사고(思考)하고 뇌가 발달하기 시작하였다는 것이다. 인간의 직립성은 나무 위 생활의 네발에서 거친 땅을 짚으며 "앞발"을 해방시켰고, 발의 기능에서 벗어난 손은 유연하고 복잡한 운동으로 섬세한 동작을 행했다.

여타 동물과 달리 신체의 수직성과 더불어 인류는 손을 사용하게 되었고, 이후 두뇌의 빠른 성장이 뒤따랐다. 즉 땅을 향하는 머리와 척추, 배설부위가 수평에 이르는 네발 짐승들은 중력에 눌려 뇌가 발달할 수 없었던 반면, 인간의 직립자세는 손의 분화와, 사고(思考) 및 평형기능을 담당하는 후두부의 발달을 가져왔던 것이다. 따라서 의학적 견해에서 손과 두뇌는 훌륭한 상호작용을 이루는 관계로 묘사된다. 두뇌 없이 기능하는 손은 생각할 수 없으며, 손의 작용 없이 두뇌가 오늘날의 형태로 발전되었다는 생각 또한 가능하지 않다. 손과 두뇌, 둘의 관계는 인간이 이룩한 모든 영역에 지울 수 없이 많은 흔적을 남겼으며, 수학, 철학, 언어, 과학 그리고 다양한 예술분야에서 그 업적을 찾을 수 있다. 하지만 손과 두뇌의 이런 연관성들은 간과되기 쉬워, 이를 닦고, 차를 운전하고, 컴퓨터를 치고, 망치로 못을 박는 등의 일은 지극히 일상적인 행위여서 누구도 특별한 주의를 기울이지 않는다. 언뜻 보기에는 늘상의 쉬워 보이는 손의 여러 행동들이 실제로는 두뇌와 연결된 손의 생체역학적 면에서 얼마나 특별하고 의미심장한 것인가? 아무런 생각 없이 울리는 전화를 받거나, 책상 위에 놓인 연필을 능숙하고 빠르게 집어 들어서 생각나는 글을 쓰는 일상행위를 볼 때, 현재까지 만들어진 지구상의 그 어떤 컴퓨터 로봇도 단순하게 보이는 손동작을 제대로 따라하지 못한다. 손에 담긴 비밀에 깊이 빠져들수록 우리는 손이 만들어내는 정교하고 세련된 움직임에 감탄하게 된다. 손이야말로 두뇌와 밀접한 순환 고리로 연결되어 조종되는 해부학적 걸작품 인 것이다. 컴퓨터 자판을 두드리고 있는 아름다운 여성의 손의 빠른 움직임을 보는 것은 정말 경이로운 일이며, 모든 역동적 움직임 중 에서도 가장 어려운 음악을 연주하는 피아노 연주자의 손의 모습을 볼 때 우리가 아는 손에 대한 지식의 한계를 절감하지 않을 수 없다. 이런 한계는 인공적인 손을 만들어 '가장 단순한' 손가락 놀림을 실행시키기 위하여 근육과 힘줄의 움직임을 초소형 모터나 유압실린더, 컴퓨터를 사용하여 모방하기는 현재로써는 아직 불가능하다. 또 학문과 예술의 영역에서 손이 차지하는 영향은 엄청나며, 작가와 음악 연주자, 조형 예술가들은 손의 가치를 좀 더 높게 이용할 줄 알아서, 손은 작가들에게 다양한 머리속 상상들을 남이 감탄할 정도의 강력한 예술적 상징으로 표현하고 있다. 즉 예술가들의 능수능란한 손놀림이 두뇌의 번뜩이는 착상과 정신을 실제 형상인 음악 연주나 미술, 예술작품의 창작 등으로 옮기는데 없어서는 안 될 요소인 것이다.

또한, 인간의 손은 눈과 입이 없는 얼굴로써, 사물을 인지하고 말을 한다. 손은 얼굴처럼 놀라고, 기뻐하고, 분노하는 모든 표현을 한다. 손에는 한 인간의 사고, 기억, 감각, 느낌, 고뇌가 섬세하게 각인되어 있고, 손금을 보는 사람은 다른 한 사람의 인생을 읽는다. 손은 머릿속에서의 막연한 사색과 느낌에 구체적 형태와 분명한 질감을 부여하고, 그리하여 인간의 손은 머리가 착안한 도구를 자신에 맞게 만들고, 그것들로 신(神)이 만들지 못한 미술, 조각, 심지어 컴퓨터에 우주선까지 온갖 사물들을 창조하였다. 그 사물들로 자연의 위협을 극복하고, 더 나아가 자연을 변화시키고 약탈한다. 손의 사용은 인간이 다른 동물들과 구분되는 존재(存在)조건이다.

근세 철학의 시조라는 프랑스의 철학자 데카르트(René Descarte, 1556-1650)는 당시 유럽사상의 축이었던 신(神)과 신앙의 의지대로 인간이 움직인다는 것을 전면 부정하고 거부하면서 "나는 생각한다. 고로 나는 존재한다(Cogito, ergo sum)(I think, therefore I am)"며, 인간의 존재사유를 뇌와 연관된 명상의 중요성으로 인식시켰다. 그러나 좀 더 현세에 와서는 뇌와 손의 중요성이 둘 다 부각되면서 "나는 손을 사용한다. 고로 나는 존재한다(I use my hands, therefore I exist)"로 보다 현실화 되었다는 것이 저자의 생각이다.

절대적인 명언(名言)이다.

저자는 1972년 이래 현재까지 정형외과 분야 중 수부외과와 골관절 종양 분야를 의과대학에서 전공하면서, 우리의 일상생활에서 손이 갖는 중요성은 물론 손과 두뇌가 빚어 내는 우리 사회의 모든 음악과 미술 등 예술적 업적들을 경이로운 자세로 습득하여 관찰하고 즐기면서, 우리의 아름다운 창조의 손을 찬양하게 되었다. 이 책의 내용 중 손과 손목의 기능해부학 및 생체 역학적 특성의 기술에서는 지나친 의학 용어의 사용과 한글 번역상의 어려움 등으로 일반 독자들의 이해가 어려울 수 있겠으나, 평소 일반인은 물론 환자나 의학생들의 손목과 손의 정상 기능, 질병이나 치료에 조그마한 이해를 돕기 위한 저자의 생각이여서 기존의 딱딱한 사체의 손의 해부를 공부하는것이 아니고, 우리의 손이 움직일 때 어떤 근육과 관절들이 어떠한 역학적 원리로 동원되는지 실제의 응용적 기능해부를 중심으로 쉽게 기술하고자 노력하였는데 많은 이해를 바란다.

끝으로 본 책의 기술 중, 저자로서는 경험하거나 접근하기 어려웠던, 손과 두뇌의 상관관계, 연주자의 미세하고 정교한 손의 기교와 수상술(手相術, Chirognomy) 등의 내용 중 일부는 독일의 마틴 바인만 박사의 “손이 지배하는 세상”, Tubiana와 Amadio, Winspur와 Parry들의 “음악가들의 손 손상과 치료” 등 해외 문헌들을 참고하였기에, 특히 피아노, 바이올린, 기타 등을 오랜세월 끊임없이 연주하는 연주자들의 손과 그들 손의 만성적 아픔과 변형, 예방과 치료에 관해 관심이 있는 독자들은 필독(必讀)을 권한다.

차 례

제 1 장
원시의 손, 현대인의 손으로의 진화(進化)

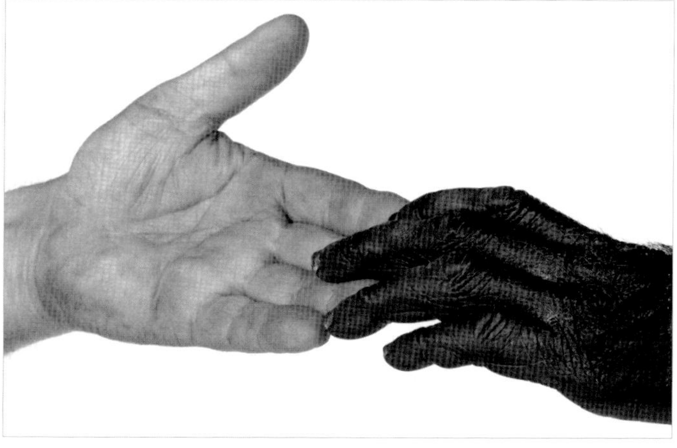

1. 원시(原始) 손의 진화(進化)

아프리카에서 밝혀진 인류의 진화 역사는 이제 600만년 이상 거슬러 올라간다. 아프리카 에디오피아의 미들 아와시 지역은 지구상에서 인류가 가장 오랫동안 살아온 곳으로, 인류는 이곳에서 거의 600만년동안 살다가 죽고 묻히기를 거듭하면서 현 인류인 호모 사피엔스로 진화되어왔다. 제이미 슈리부 미국 인류학자는 National geographic 잡지 2010년 7월호에 기고한 글에서, 옛 인류 원조의 유골이 하나 둘씩 땅위로 모습을 드러내며 작은 뇌를 지닌 원시 영장류가 지구를 지배하는 현생 인류로 진화해온 과정을 밝히면서, 에티오피아의 미들 아와시 지역에서 진화의 주요 3단계인 아르디피테쿠스-오스트랄로피테쿠스-호모에 해당되는 출토된 화석 전부를 보여주었다(표 1).

인류의 진화 계통도에 따르면, 500만년 전 최초의 아르디피테쿠스 인류가 출현하여 나무위에서는 네발로, 지상에서는 두발 보행을 하였고, 400만년 전에야 비로소 오스트랄로피테쿠스 인류의 원조가 출현하여 지상에서만 살고, 두발 보행을 시작하였다고 한다.

1995년, 미국 오하이오주 켄트 주립대학교의 비교 해부학자인 오웬 러브조이는 아디스아바바에 있는 아프리카 에티오피아 국립박물관에서 발굴된지 얼마 안된, 그러나 500만년 전의 아르디피테쿠스 영장류(일명 아르디)의 유골을 관찰하였다. 그는 이 아르디(여성)의 발화석에서 엄지발가락이 나머지 발가락들과 정렬을 이루고 있어 보행 시 땅을 박차고 나갈 수 있는 추진력을 제공해 주고, 또 아르디의 발에는 발바닥을 더욱 단단히 지탱해주는 작은 뼈인 비부골(Fibular accessory bone)이 있어, 당시의 다른 영장류들인 오랑우탕이나 고릴라들과 달리 두발 보행을 하였을 것으로 추정하였다. 그 다음으로 놀라운 것은 아르디의 손이다. 아르디가 발견되기 까지 우리들은, 오늘날의 아프리카 유인원들은 나무타기에 적합한 기다란 손가락과 손바닥을 지니고 있고, 또 손가락 관절이 튼튼하고 단단해서 땅에서는 주먹에 체중을 싣고 네발로 걸을 수 있는데, 이런 주먹 사지 보행을 먼 과거에 인류의 진화 계통에서 갈라진 침판지, 오랑우탕,고릴라에서도 볼 수 있기 때문에 인류학자들은 인류의 조상도 직접 두발 보행으로 진화하는 과정에서 이런 원시적 사지 보행을 거쳤을 것이라고 추정하였다. 그러나 500만년전의 아르디의 손은 이런 추론을 완전히 뒤집게 되는데, 아르디의 손가락은 길지만 손바닥 폭은 좁고 유연하여, 나뭇가지 위에서 손바닥으로 걸을 수 있어, 오늘날 현존하는 그 어떤 유인원보다 원숭이를 더 닮은 모습이다. 결국 시간을 거슬러 올라가면, 인류의 조상은 침팬지나 원숭이에서 진화되어 아프리카에서 나무위에서는 네발, 지상에서는 두발 보행을 오백만년 전부터 시작하여 손으로의 진화가 이루어 진 것으로 보인다(그림 1과 2).

이후 점진적으로 인간은 손을 이용해 두뇌가 생각하는 바를 행동으로 옮기게 되어, 손으로 불을 피우고 글을 쓰거나 땅을 파기도 하고, 현대에 와서는 현미경을 이용한 절단된 손가락의 미세 접합수술은 물론 인체 모든 부위의 종양을 제거하거나, 우주선을 달에 보내고, 모자에서 토끼를 꺼내는 마술을 부리기도 한다. 무한한 창의력을 지닌 뇌 덕분에 인간은 다른 종과 달리 특별한 존재가 될 수 있었고, 반대로 인간에게 손이 없었다면 뇌에서 나오는 새로운 발상들이 아무리 원대해도 실현되지 못한 계획으로만 머물러 있었을 것이다.

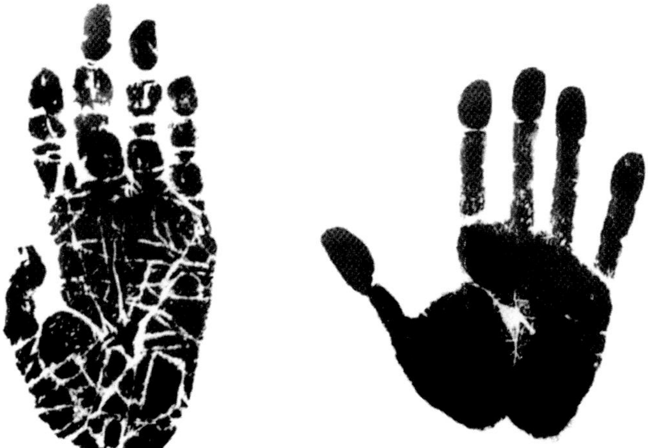

그림 1. 침팬지와 인간의 손(엄지의 발달이 특별하다)

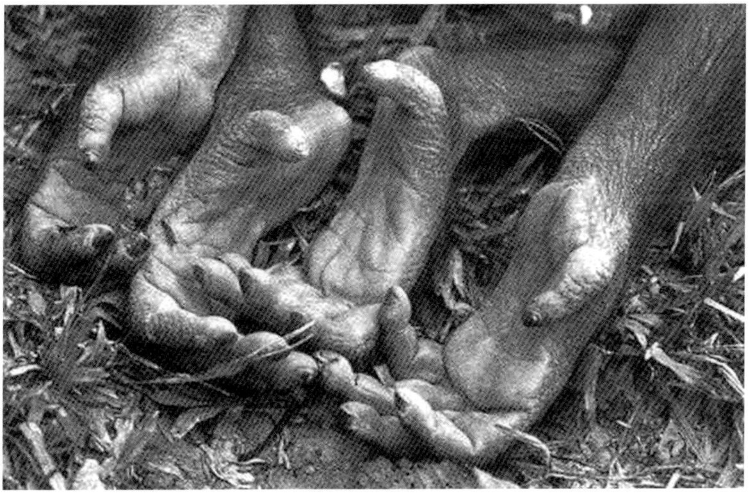

그림 2. 침팬지의 손과 발. 짧은 엄지와 물건을 잡거나 당기는(hooking) 긴 손가락들과 손바닥. 엄지의 대위(對位, Opposition)운동이 불가능하다.

표 1. 인류의 진화 계통도

2,000만년-1,400만년 전	오랑우탄
1,100만년-800만년 전	고릴라
800만년-600만년 전	침팬지(침팬지와 인류의 마지막 공통 조상)
600만년 전	현존 유인원과 인류의 계통 분화 연대
500만년 전	아르디피테쿠스 속(屬)출현 (나무위에서는 네발, 지상에서는 두발 보행) (東아프리카 지역에서만 거주)
400만년 전	오스트랄로피테쿠스 속(屬) 출현 (땅위 두발 보행, 아프리카 전역에 거주)
300만년 전	최초의 석기 문명 시작
200만년 전	호모 속(屬):호모 에렉투스 출현
100만년 전	호모 하이델베르겐시스 (유럽)
현재	호모 플로레시엔시스(인도네시아) 호모 네안데르탈렌시스(유럽, 아시아) 호모 로데시엔시스(아프리카) 호모 사피엔스(전 세계)

손으로 이처럼 많은 일을 할 수 있는 이유는 손의 경이로운 해부학적 구조 덕분이다. 손피부 아래에는 여러 종류의 신경조직들이 거미줄처럼 정교하게 연결돼 있다. 엄지 손가락 하나를 움직이는 데 각기 다른 9개의 근육이 동시에 사용되며, 손목은 뼈와 인대가 혈관과 신경으로 연결된 상태에서 부유하듯 유연하게 움직인다. 각 손가락 끝까지 신경이 가지처럼 뻗어 있어 손으로는 감각은 물론 미세한 힘이나 강력한 힘도 발휘할 수 있다. 현대의 수부외과 의사들은 현미경을 들여다보면서 직경 1-2mm의 끊어진 작은 혈관들을 봉합할 수 있고, 그 손으로 투수는 시속 160km의 속도로 공을 던진다.

1833년, 스코틀랜드의 외과의사 찰스 벨 경은 손의 경이로움을 찬양하는 책〈손:창조론을 증명하는 손의 작동원리와 중요한 외형적 특징〉을 썼다. 지금으로부터 이백년 전인 당시는 진화론이 확산되던 시기여서, 벨은 자신의 책에 "인간의 손이 지닌 섬세한 해부학적 구조와 이로 인해 창출되는 온갖 손의 운동기능등은 당시의 지식으로는 이해할 수 없어 신의 창조론으로만 설명이 가능하다"고 적었다고 한다. 벨의 주장대로 인간의 창의적 손이 조물주가 사람에게만 준 경이로운 창조물이라면, 인간이 아닌 다른 동물들도 손을 가진 이유에 대해서는 설명하지 못한다. 오랑우탄의 팔 끝에 붙은 손가락 5개를 손이 아닌 다른 것으로 생각하는 사람은 아무도 없을 것이며, 박쥐도 얇은 막처럼 보이는 날개 피부 속에 오랑우탄이나 인간과 마친가지로 5개의 손가락을 가지고 있을 뿐만 아니라 손목 또한 가지고 있다.

찰스 다윈은 〈종의 기원〉에서 "물건을 잡기 좋은 인간의 손, 땅을 파기 좋은 두더지의 앞발, 말의 다리, 돌고래의 지느러미 발, 박쥐의 날개 등이 모두 동일한 형태에서 발달한 것이라면 이보다 더 신기한 일이 있을까?" 라고 스스로 질문을 던졌으며, 이에 대한 다윈의 답은 간단하여, 박쥐를 비롯해 모든 동물들과 인간은 공통의 조상으로부터 손을 물려받은 친척 간이라고 그는 말했다. 개구리에서 코끼리, 박쥐, 인간에 이르기까지 다양한 척추동물의 팔다리는 근본적으로 동일한 해부학적 구조를 갖고 있다. 즉 크거나 작고, 길거나 짧을 뿐 모두 5개의 손가락이 여덟 개의 손목뼈에 연결돼 있고, 손목에 붙은 2개의 팔뼈는 다시 1개의 긴 상박골에 연결돼 어깨까지 이어져 있는 것이다.

지난 150여 년 동안 과학자들은 모두 대륙에서 발굴한 화석과 현존하는 동물들의 손 혹은 앞발의 해부학적 구조를 비교 해부하고 유전자를 연구하여, 다윈의 주장을 뒷받침하는 증거들을 계속해서 발견했다.

현재까지 발달한 진화론에 의하면. 인류 최초의 손은 최소한 3억 8,000만년 전의 어류 지느러미에서 진화하기 시작하였으며, 이 지느러미는 지금은 멸종한, 오늘날 페어류의 친척벌 되는 어류의 지느러미처럼 근육이 있고 두툼했다. 이 넓직한 지느러미 속에는 두툼한 뼈가 몇 개 있었는데, 이 뼈들이 오늘날 우리의 팔뼈로 진화했으며, 시간이 흘러 이 동물의 후손들은 요구되는 주위 환경의 필요성에 따라 점진적으로 더 작은 뼈를 발달시켰고, 이 뼈들이 개별적으로 분리된 후 오늘날 우리의 손목과 손가락으로 진화된 것으로 믿어진다.

초기 인류의 손은 오늘날 동물들의 어떤 손과 비교해도 모양이 상당히 특이했다고 하며, 어떤 종은 손가락이 7개 있었고, 또 어떤 종은 8개 있었다. 그러나 3억 4,000만년전, 척추동물이 땅 위로 걸어 다니게 된 무렵에 손가락 수가 현재의 5개로 줄었고 그 후에는 다시 수가 줄거나 늘지 않았다. 같은 조상에서 진화했다고는 해도 돌고래의 지느러미 발에서 독수리의 날개, 나무늘보의 갈고리 앞발에 이르기까지 동물들의 손은 사람들의 손과는 전혀 그 모습이나 기능 면에서 모두 제 각각이다. 현대 과학자들은 오늘날 동물들의 손에 대한 비교연구를 통해 이런 극적인 변형도 단지 동물 간 외형은 달라도 손은 모두 동일한 방식으로 생성된다는 것을 이해하기 시작하였고, 손을 형성하는 수많은 유전자들의 망의 변형에 의해 손의 모양이 달라져, 아주 작은 유전자 차이로도 손가락이 더 길어지거나, 일부가 사라지거나, 평평한 손톱 대신 고양이의 집게

발톱이 생길 수 있다는 것이다. 과학자들은 손을 형성하는 유전자 망을 발견해, 독수리의 날개와 사자의 앞발은 확연히 다르게 생겼지만 유전자의 차이는 어느 한 단백질을 더 많이 배합하거나 더 적게 배합하는 정도로 미미함을 알 수 있었다. 다윈이 어류나 공통의 조상에서 손이 진화했음을 보여주는 외형적인 징후만을 인식했다면, 오늘날의 과학자들은 손 안의 유전자에서도 그 징후를 발견해 내고 있는 것이다.

그렇다면 인간의 손은 어떻게 오늘날의 우리 손으로 발전 진화하였는가? 인간은 어떻게 직립보행 능력을 획득해서 두뇌의 발달과 함께 손을 도구로만 사용할 수 있게 되었는가? 현대 인류의 조상으로 여겨지는 호미니드Hominid는 아프리카에서 수천 년에 걸쳐 진행된 환경 조건의 변화로 인해 나무에서 땅으로 내려오게 되는데, 이들의 삶이 점차 나무 위보다 아프리카의 사바나 대초원이 더 유리했기 때문이었다. 두뇌가 성장하기 시작한 것은 이 기간 동안의 일이었고, 이때부터 인간은 발뒤꿈치에 의존해서 직립, 즉 두 다리로 걷기 시작했다. 원숭이의 손이 인간의 손으로 변화해가는 진화가 진행되면서 인간의 손, 특히 근육조직과 골격은 섬세하고 세분화된 운동이 가능하도록 발달되고 변화해 갔다. 그러나 손의 해부학적 구조는 발의 진화와는 전혀 달라, 침팬지의 발은 아직까지도 -손과 마찬가지로- 나뭇가지를 '잡는 발'인 데 비해, 인간 발의 해부학적 구조는 완전히 변화하여, '잡는 발'은 이제 '걷는 발'이 되었다. 호미니드에게 이런 발의 변화가 완료된 것은 놀랍게도 이미 4백만 년 전의 일이었다. 그렇게 오래전에 생긴 호미니드의 발자국이 이미 현대인의 발자국과 거의 구별되지 않는 이유는,

직립보행은 진화 중 전체 골격의 변형이 이미 어느정도는 직립보행에 적합한 상태 (척추골격의 S자 형 구조, 척추의 경추 부분이 머리의 뒷골 가운데 부분에 위치하는 것, 무릎관절과 고관절의 펴짐)에서만 가능하기 때문이다. 또 발굴된 그 당시의 두개골을 보면 호미니드의 뇌용량은 500cc로 현재 침팬지의 두개골의 크기와 비슷한데, 이는 뇌 용적이 직립으로의 진화를 끝마친 이후에 비로소 커지기 시작하여, 결국 원조 인류인 호미니드의 뇌용량이 원숭이의 4배로 커졌는데, 이는 직립보행을 시작하면서 손과 팔을 정교하게 사용하여 더 이상 균형을 잡기 위해 손이 땅을 짚거나 나뭇가지를 움켜쥐는 기능을 할 필요가 없어짐에 따라 나타난 현상이었다. 그로부터 2백만 년이 경과하면서 생활에 필요한 물체를 잡아서 고정시키거나 나르는 손과 팔의 기능이 계속해서 발달해 이제 손은 물건을 나르는 것 이외에도 사냥을 할 때 돌이나 뾰족한 나무를 집어던지거나 열매 껍질을 벗기고, 내려치고, 두드리고, 자르는 데 필요하도록 빠르고 정교해졌다. 그에 따라 두뇌와 척수의 신경조직은 더욱 복잡한 구조로 발전하였고, 그에 비례하여 사용 도구의 제작도 점점 정교하여졌다. 뇌의 용적은 2백만 년 전에 이미 1000cc로 그전의 두배, 1백만 년 뒤에도 다시 400cc 더 증가하였고, 약 10만년 전 인간의 뇌의 용적은 이미 현대인의 것과 똑같다. 뇌의 용적이 커지면서 학습능력과 인체의 전체 운동능력도 더욱 세분화되어, 약 5만년 전 나타난 크로마뇽인은 그 외형과 소질에 있어 현대인을 특징짓는 모든 특성과 능력, 심지어는 집단생활에 따른 문화적 능력까지 갖춘 인류의 조상이다.

아프리카 콩고에는, 비록 현 인류와 유전자 배열이 91%이상 동일하고, 외형이나 수유하는 생활습관, 땅에서의 직립보행 등은 인간을 가장 많이 닮은 보노보 원숭이가 있는데, 이들의 손의 진화는 아직 요원하여 엄지의 대위(對位, Opposition)가 불가능하여 사람에서와 같이 엄지와 네 손가락이 서로 마주 볼 수 없고, 다섯 손가락이 모두 함께 단순히 쥐고 펴는 운동(grasping)만이 가능하다. 만마리가 안되게 남아있어 멸종위기에 있다니 우리의 고도로 발전한 손과 엄지의 점진적 진화 과정을 관찰할 수 있는 유일한 유인원이여서 아쉽기만 하다(그림1과 2).

인간의 도구로서의 손의 진화에 대해 요약하면, 손의 진화는 손의 외형이나 기능보다는 오히려 나무위에서의 '잡는 발'에서 땅에서의 '걷는 발'의 변환이 더 일찍부터 시작되었고, 보행기능과 동시에 발달되기 시작한 손의 기능 향상으로, 두뇌 안에 고도로 복잡한 신경 기억기관과 사지의 운동 신경 조절기관이 생겨나고, 이후 극도로 정교한 손의 운동능력이 사고(思考)의 발달에 따른 생활환경의 요구(要求)에 비례하여 더욱 생겨날 수 있었다고 보는 것이 옳다.

2. 태아와 소아에서 연령별 손의 기능 발달

어머니가 임신 후 태아(fetus)가 수태 4주경이면 사지가 몸체에서 뿔처럼 솟아 형성(지아 肢芽 limb buds)되고, 6주경이면 이 뿔처럼 솟아난 지체(肢體)에서 손가락이 생겨나오고, 태생 8주경이면 상지와 손이 완성 형성된다. 태아에서 손의 발생과정은 태아 발생 단계지표로써 태아의 외부모습 및 신체내부의 형태학적 변화를 배란으로부터 배란 후 8주 까지를 23단계로 나누어 기준화한

Carnegie stage가 이용된다(그림 3).

미국 출신의 소아과 의사이자 아동심리학자 아놀드 게젤은 1920년대에 벌써 최초로 신생아와 아동의 연령별 손의 기능 발달 과정을 자세하게 기술하였는데, 그는 모든 신생아의 지적(知的) 및 행동발달이 상당 부분 유전적으로 이미 결정되어있기 때문에, 출생후 정확한 시간적 연속성과 분명한 단계적 구조를 가지고 진행된다고 하였다. 다음 내용은 이런 손의 운동능력의 발달 경로를 Dr. 게젤과 슬로바디(미국 소아과 의사)의 관찰에 따라 신생아와 소아들이 성장하는 시간적 순서에 맞추어 간단하게 기술 한 것이다.

① 출생 직후의 신생아는 의식적으로 사물을 잡는 능력이 없다. 하지만 어떤 물체가 손안에 들어오면 반사적으로 그 물체를 움켜 잡는다. 이 때 손의 힘은 매우 강해서 잡은 물건을 위로

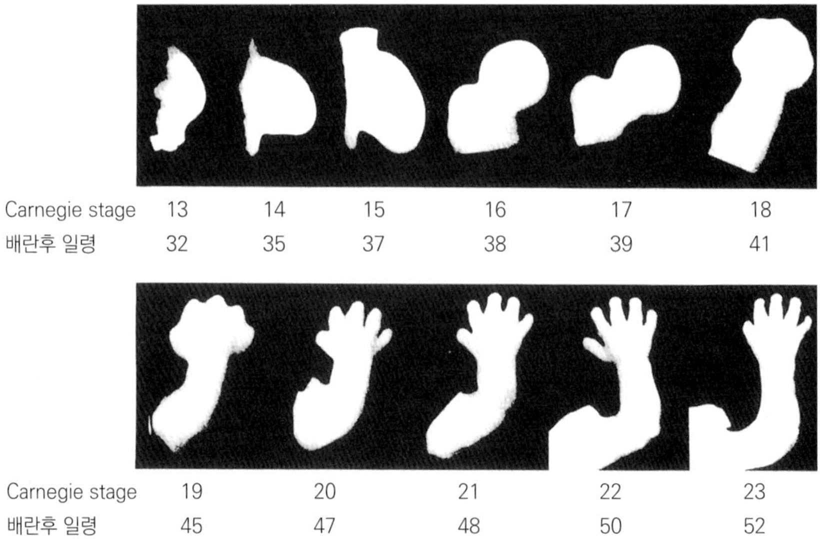

그림 3. 임신 후 태아의 상지와 손 발생 일령(日齡)
(Carnegie stage: 태아 발육 단계 지표)

들어올렸을 때도 풀어지지 않는다. 이렇게 강한 손의 반사 동작은 오래전에 완료된 진화의 흔적이며, 인류의 조상들은 어미가 새끼를 몸에 매단 채로 빠르게 뛰어다니거나 도망쳐야 한 경우가 많았기 때문에, 이때 어미에게서 떨어지지 않기 위해 어미의 등이나 배의 털과 가죽을 꽉 붙잡는 것은 새끼의 생존에 대단히 중요했을 것이다.

② 생후 3개월이 되면 아이는 부정확하게 팔과 손을 움직여 자기 앞에 놓인 물건을 잡으려고 시도한다.

③ 생후 4개월이 되면 아이는 물체를 손 전체로 움켜 잡는다. 아이는 이제 자기 손을 가지고 놀거나 양손을 눈으로 볼 수 있게 앞으로 모으거나 입안에 넣는다.

④ 생후 6개월부터 아이는 정확하게 목표한 물체를 손으로 잡는다.

⑤ 생후 9개월부터 아이는 둘째손가락(인지)으로 익숙한 물체나 사람을 가리키고, 물체를 입에 넣거나, 물체의 구조나 외형을 관찰하며, 이때 아이의 관심을 다른 곳으로 돌리려 해도 잘 되지 않는다. 아이는 자기 주변에 있는 사물의 구조나 특성, 색깔, 표면구조 등을 알아가며, 점차 주의력과 집중력이 생긴다.

⑥ 생후 1년 경이 되면 아이는 손가락 끝으로 정교하게 물건을 집기 시작하여 구슬, 건포도, 실, 밥알 같은 조그만 물체를 잡을 수 있다.

⑦ 만 2세때부터 아이는 수저질을 시작하고, 연필이나 크레용 등을 잡으면 종이와 방바닥에 낙서를 한다.

⑧ 3세가 되면 동그라미와 X자 형으로 된 그림을 그리며, 숟가락과 칫솔질을 능숙하게 한다.

⑨ 4세가 되면서부터는 사람을 그리기 시작하고, 간단한 공작은

물론, 어린이용 가위도 사용할 수 있다.

⑩ 취학 전 나이가 되면 여자와 남자, 집, 나무, 자동차, 자전거 등을 구분해서 그림을 그리며, 커다랗게 글자와 숫자를 쓰고, 자기 이름도 쓴다.

최근에는 부모님들의 영재 교육 등으로 이상의 보편적 소아의 손 사용 발달기능이 1~2년 앞서기도 하며, 여아에서 남아보다 지적, 언어구사와 행동발달등이 더 빠르다.

*소아 과도기(過渡期) 대용물건(對用物件)

손과 손가락은 아이가 엄마와의 자궁 속 태아에서부터의 공생적 결합에서 떨어져 나오는 과정에서 정서적 안정에 도움을 주는 중요한 역할을 한다. 엄마의 편안한 품을 떠나는 것은 아이가 하나의 독립된 개체(個體)가 되고 자신만의 개성을 찾기 위해서 피할 수 없는 일이다. 물론 엄마와의 밀접한 관계는 소아가 성장하면서 계속 유지될 것이지만 유아시절과는 다른 모습을 띠게 된다. 인간은 누구나 이런 정서적 위기 상황을 넘기며 어린아이에서 어른으로 성장해 가는데, 이때 인형, 장난감 곰을 비롯한 동물인형, 엄지손가락 빨기 및 아기 때부터 오래 쓰던 포대기 등은 아이에게 큰 도움이 된다. 생후 1년경에 찾아오는 아이와 엄마와의 절대 공생적 결합의 분리를 가능하게 해주고, 또 그에 따른 아이의 부담을 덜어주는 기능을 하는 신체의 일부나 사물을 위니콧 D.W. Winnicott 은 '과도기 대용 물건'이라 하였다. '과도기 물건'은 아이에게 엄마가 항상 곁에 있다는 상징적 대용물이여서, 엄마가 지금 당장은 눈으로 보거나 손으로 만질 수 없어도 이런 과도기 물건이 엄마가 곁에 없어

불안하거나 혼자 자거나 할 때 소아에게 커다란 위안이 된다. 그러나 병원에서 진찰을 하기 위해서, 빨던 엄지손가락을 강제로 빼거나, 매일 덥고 자는 포대기를 빼앗는다면, 그 아이의 정서적 상태에서는 엄마가 없어지는 것과 똑같은 재앙이여서, 심하게 울거나 보챈다. 과도기 물건이 의미를 상실하는 것은 그것이 더 이상 필요하지 않을 정도로 소아가 성장하였다는 것을 의미하며, 위니콧에 따르면 과도기 물건은 4~5세까지도 집중하기도 하여, 이 물건을 통해서 아이는 처음으로 자기 자신과 분리된 어떤 것을 분명하게 경험하고 이해하게 된다고 하였다. 수많은 유아기 아이들은 엄마 뱃속에서부터 엄지 손가락을 입에 넣고 빠는 것을 배우는데, 손가락은 필요할 때면 언제나 사용할 수 있고, 없어지거나 빼앗길 염려도 없다. 자기로부터 분리될 수 있거나, 분리되지 않는 과도기 물건들에 대한 이런 소아의 무제한적인 소유 경험이 바로 아이들이 종종 나이가 들어서까지도 엄지손가락 빨기를 그만두려 하지 않는 이유일 것이며, 이것은 또 부모들이 아이들의 독립심을 키우기 위해 완강하게 엄지손가락 빨기를 멈추도록 강요하거나, 또는 그러기 위해 빠는 손가락에 쓴 약을 상당기간 묻히는 이유이기도 하다. "과도기 물건"은 아이들의 모성본능(母性本能)이여서 스스로 극복할때까지 강요하기보다는 오히려 유지, 보완하는 것이 아이들의 정신건강에도 효과적이다.

3. 엄지 손가락의 발달

엄지 손가락 없이 웃옷의 단추를 잠글 수 없듯이, 언뜻 당연해 보이는 일상의 거의 모든 행위들이 엄지 손가락의 도움 없이는 어렵거나 불가능하다. 수부외과 전문의들이 가장 힘을 기울이는 분야가 손의 쥐는 기능, 그 중에서도 특히 엄지와 제 2,3수지 사이의 소위 삼지창(tripod)기능을 다시 회복시키는 작업이라는 사실을 이해하기 어렵지 않고, 엄지 손가락이 절단되면 그 손의 기능은 40% 이상, 제 2,3 수지는 각 20%씩, 그리고 제 4,5 수지는 각 10%씩 상실되게 된다.

생리학적 관점에서 볼 때 손은 우리 몸에서 가장 복잡한 부분이다. 손은 아래팔의 척골(尺骨)과 요골(撓骨)을 포함하여 모두 29개의 뼈로 이루어져 있는데, 주변의 인대와 힘줄은 이 뼈들을 서로 묶어 복잡다단한 온갖 손의 움직임을 가능하게 한다. 손뼈의 기본 구조만을 놓고 볼 때 손은 인간과 가장 가까운 동물인 원숭이의 것과 매우 비슷하다. 그러나 문제는 구조적 유사성에도 불구하고 신경조직을 조절하는 능력과 엄지 손가락이 다른 4개의 손가락들과 90도로 마주보며 하는 복잡한 대위(對位, opposition)기능이 불가능한, 단순히 쥐고 피는 운동(grasping)뿐인 원숭이의 손놀림은 인간에 훨씬 못 미치며, 엄지 손가락의 발달을 통해서 인간의 손이 비로소 모든 영장류 중 가장 뛰어난 능력을 얻을 수 있게 되었다(그림 1).

인간의 엄지 손가락의 형태와 기능은 진화사에서 대략 오스트랄로피테쿠스 아파렌시스(Australopithecus afarensis)에서 처음으로 모습을 나타낸다. 인류학에 따르면 약 200만년 전에 존재했던 호모 하빌리스 Homo habilis에서 처음 엄지 손가락의 굽힘근이 나타나고, 엄지 첫째 마디(수근골-중수골간 관절)가 엄지의 회전운동 등 모든 운동이 가능하도록 마치 말안장과 같은, 안장관절(saddle joint, 鞍裝關節, 그림 18)의 형태 변화가 시작되었는데, 이것은 인류의 엄지 손가락이 현재와 같은 형태와 기능을 획득하는데 가장 중요한 시기적 변화였다. 시간이 경과함에 따라 엄지 손가락은 점점 더 요골 방향으로 접근했고 인지(둘째) 손가락과의 골도 깊어졌으며, 엄지 손가락의 길이도 점차 늘어나서 둘째 손가락(인지) 첫째 관절 마디 부근까지 이르렀다. 엄지 손가락 뼈의 바닥부는 안장관절 및 근처 근육조직(엄지손가락 밑의 근육두덩, 모지구근)이 세분화되고 강화함으로써 더욱 확고하게 자리잡았고, 그 때문에 다른 손가락에 대해 자연스럽게 움직일 수 있게 되면서 엄지손가락은 손바닥 및 다른 손가락들과 90도의 각도로 마주 서게 되었고(opposition, 대위, 對位), 손의 다양한 운동이 가능하여 져 다른 동물들과의 손사용에 획기적 차이를 갖게 되었다.

그리하여 이제 기존의 원숭이들의 갈고리 형태로 움켜잡거나(grasping), 당기는 방식(hooking)(그림 2) 말고도 물건을 쥐는 방법이 엄지 손가락 때문에 두 가지 더 늘어났으며, 그 중 하나는 이제까지의 단순히 다섯 손가락 모두가 함께 움켜쥐는 것(원숭이의 손)보다 엄지를 이용하여 '포게어 움켜쥐는(opposed grasping)것으로, 물건을 잡은 둘째 손가락 위에 엄지 손가락이 포개져 강하게 압박함으로써 연장을 힘껏 움켜쥐는 것이다. 다른 하나는 '세 손가락 잡기' 또는 '손끝으로 잡기(pinching)'인데, 엄지, 둘째 및 가운데 손가락의 사용만으로도 이전보다 더 큰 물체를 손아귀에 고정시킬 수 있어 돌을 내리치는 힘들고도 무거운 도구를 사용할 수 있게 된 것이다. 이미 사용하고 있었던 갈고리 형태의 잡는 방식으로 무거운 물건을 들어올릴때 보다, 엄지 손가락을 사용함으로써 물체를 더욱 확고히 쥐고 잘 고정시킬 수 있었던 것은 물론이다.

쥐는 방법이 다양해진 것은 엄지손가락 안장관절(saddle joint)의 힘이다. 안장관절은 대, 소 능형골과 제 1중수골 사이에 말 안장모양을 한 두 개의 관절면으로 이루어져 있으며 겉모습은 구상(球狀)관절과 유사하다(그림 5와 6). 첫째 중수지골의 근위부는 한 점에 고정되어 있는 것이 아니라 안장관절의 두 개의 굴곡을 따라 측면으로 움직일 수 있는데 이렇게 함으로써 엄지 손가락을 펴거나 접을 때 회전축이 바뀌게 되어 손가락에 가해지는 부담이 분산된다. 또 엄지 손가락의 안장관절 및 첫째관절과 끝관절은 모두 종축(縱軸)을 중심으로 회전함으로써 엄지 손가락이 다른 손가락들과 맞 닿게 할 수 있는 대위(對位, opposition)가 한층 더 정교하여졌다. 즉 엄지와 손끝끼리(tip to tip pinching) 맞 닿을 수 있는 네 개의 손가락으로 이루어진 인간의 정교한 손은 -인간을 제외한 어떠한 동물들도 손가락을 맞닿게 할 수 없다- 붙잡고, 찌르고, 꼬십고, 후비고 당기는 복잡한 기능을 수행하면서 손의 기능이 대폭 강화된 것이다(그림 1과 7).

사람들이 손으로 물건을 쥐는 방식은 상당히 많다. 글을 쓰기 위해 연필을 손에 쥔 형태를 잘 관찰해 보면 아치 모양으로 연결된 손가락 첫째관절을 통해서 손의 압력이 엄지 손가락에서 새끼손가락으로 전해지는 것을 알 수 있다.

이와 비슷하게 약지 및 새끼 손가락의 바닥부와 손목 끝의 관절(수근골-제 4,5 중수골간 관절) 결합도, 인지 및 가운데 손가락은 고정되어 있는 반면에, 약 20-40도 씩 움직임이 가능하여 손바닥의 횡arch 형성에 매우 유동적이다(그림 7). 이것 때문에 권투나 격파 운동시 약지나 새끼 손가락의 중수지골이 자주 골절되는 소위

복서들의 골절(Boxer's fracture)이 생기게 된다. 또 약지와 새끼 두 손가락을 약간만 뻗으면 손바닥이 금세 완전히 평평해져서 손바닥을 더 크게 벌릴 수 있으며, 두 손가락을 손바닥 쪽으로 굽히면 엄지 손가락과 완전히 마주 보는 것도 가능하다. 이런 형태는 대개 손가락 끝 관절(원위지 관절)이 망치나 드라이버, 테니스 라켓 등과 같은 도구를 꼭 잡을 때(firm grasping) 특히 유용하고, 엄지와 함께 사람 손의 기능을 다양하게 한다.

아직까지 생존하고 있는 유인원류의 동물들과 달리, 인류의 조상인 호모 사피엔스의 손과 팔은 이와 같은 진화를 거듭하면서 일종의 도구로 발전되어 왔으며, 현재의 우리는 그 손을 가지고 정서적, 사회적, 심리적, 정신적, 예술적 표현을 마음대로 한다. 특히 엄지를 이용한 어느 특정한 손동작은 사회적 의사소통의 수단으로서 웬만한 사람이면 누구나 그 의미하는 바를 즉각적으로 알아차린다. 주먹을 쥐고 엄지 손가락을 위로 향하면 "너 일등이고 최고다"라는 의미이고, 아래로 향하면 고대 로마의 격투사 영화에서 로마 황제의 손짓이나 중국 무협영화에서와 같이 상대를 죽이라는 표현이 된다. 물론 문화적 손동작은 민족이나 지역적 문화에 따라, 예를 들어 복종과 같은 정서적 표현을 할 때 중국에서는 팔을 가슴에서 서로 교차하여 표시하지만, 한국에서는 목과 가슴을 숙이고, 일본에서는 무릎을 꿇는 등 표현 방법에 문화적, 지역적 차이가 있다. 사람의 내면적 상태인 근심, 걱정, 긴장, 흥분, 초조, 권태, 당황, 기쁨, 안심 등은 물론 또 사랑, 미움, 고문, 죽음 등과 같은 인간적 실존의 극단에 위치하는 정서 및 정신적 행위들에도 엄지가 포함된 손동작은 다양하게 관여한다.

제 2 장

손의 기능적 해부 (Functional hand anatomy)

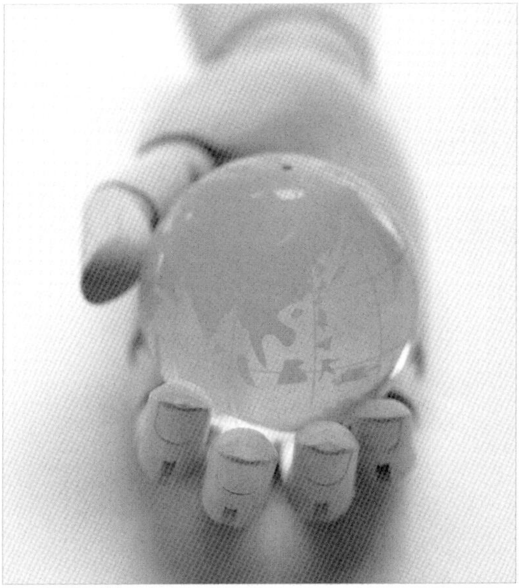

1. 손의 기능적 해부 (Functional anatomy of hand)

사람의 손에는 19개의 뼈들이 17개의 관절들을 형성하면서, 19개의 수지 내재근(內在筋)들과, 각 12개씩의 굽힘 및 폄 외재근(外在筋)들의 균형 있는 협력으로 다양한 수지 기능을 수행해 나간다. 고래로 인간에게 생각하는 두뇌와 섬세한 작업을 수행할 수 있는 손이 없었다면, 현재와 같은 고도의 발달된 문명은 생각할 수도 없는 것임은 말할 나위 없다. 따라서 손에 대한 기존의 딱딱한 의학적 해부학적 지식은 전공분야가 아니면 필요하지 않겠으나, 손의 관절들이 어떤 근육들에 의해 어떻게 움직이는지 정확한 기능적 해부(機能的 解部 functional hand anatomy)지식은 외상이나 질병 등으로 야기될 수 있는 각종 수부 병변들을 예방하고 치료함에 있어 수부외과 의사는 물론 일반 지식인들의 의학 상식상 절대적으로 갖추어야 할 것이다.

1) 수지 골격의 생체 역학적 특징(The skeleton of the hand)

손의 외형을 보면 손을 편채 정면을 바라보는, 소위 해부학적 위(位)를 취할 때 전박(forearm)과 제3 중수지골의 장축은 엄지의 장축과는 약 45°의 각도를 이루며, 나머지 네 손가락의 중수지 관절에서의 운동축과는 약 115°의 각도를 형성한다. 반대로 주먹을 쥐면 네 손가락의 장축은 완관절의 엄지쪽 주상골(scaphoid)을 향하게 된다(그림 4와 5). 그러나 엄지의 다른 네 손가락에 대한 대위운동(opposition, 對位)은 보다 복합적이여서 엄지가 외전(外傳,

abduction) 또는 굴곡될 경우에는 엄지가 내회전(internal rotation)되면서 엄지 끝이 네 손가락쪽으로 향하여 움직이게 된다. 이러한 엄지의 대위운동에는 단 엄지 외전근(abductor pollicis brevis)이 가장 중요하여 엄지의 외전과 내회전은 물론 장 모지 신전근을 도와 엄지의 신전(폄)에도 일익을 담당한다(그림 6B).

일반적으로 손에는 2개의 횡(transverse) arch와 하나의 종(longitudinal) arch가 있는데(그림 6), 이중 원위 손목뼈(수근골)들로 구성된 손목 부위의 작은 횡 arch는 움직이지 않는 고정된 arch 로써 이 arch 의 중심(keystone)은 두상골(capitate)이며, 종 arch 의 중심은 중수지 관절이 된다. 특히 각 수지의 중수골 골두끼리의 연결로 이루어지는 횡 arch는 각 손가락과 엄지와의 대위운동을 위하여 필수적인 것으로써 물건을

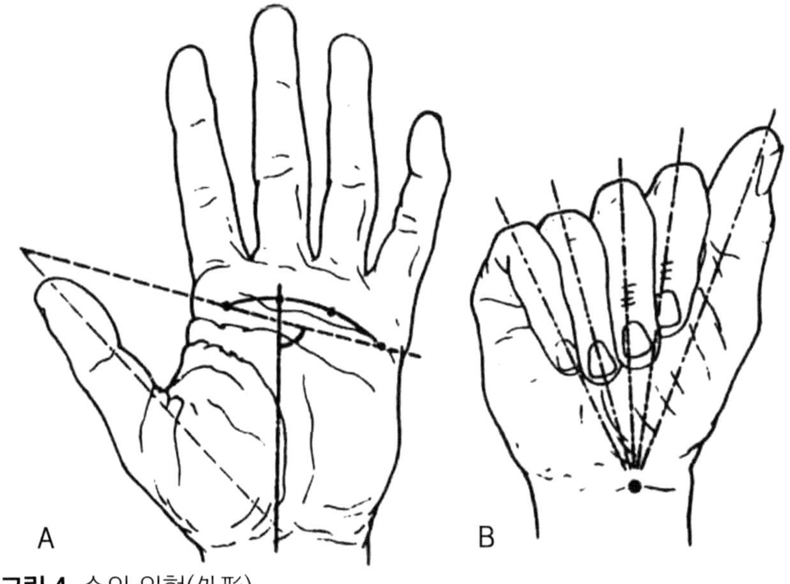

그림 4. 손의 외형(外形)

A: 엄지와 가운데 손가락의 장축은 45°, 엄지와 나머지 네 수지의 운동축과는 115°를 형성한다.

B: 주먹을 쥐면 네수지의 장축은 주상골(scaphoid)을 향한다.

움켜쥐는데 효과적이다. 그 외 1963년 Kapandji 는 수부의 arch 중 4개의 사선형(oblique) arch가 있음을 보고하면서(그림 6과 7), 이중 엄지와 둘째손가락(인지)사이의 정밀한 쥠(precision grip)을 위한 사선형 arch가 기능적으로 가장 중요하며, 그 외 엄지와 새끼손가락 사이의 힘껏 쥠(power grip)을 위한 사선형 arch도 손의 기능상 중요하다고 하였다.

수부의 골격이나 관절들 중에서는 완전히 고정되어 움직임이 없는 부분이 있는데 제 2 및 제 3중수골과 이들과 접촉되는 원위 손목

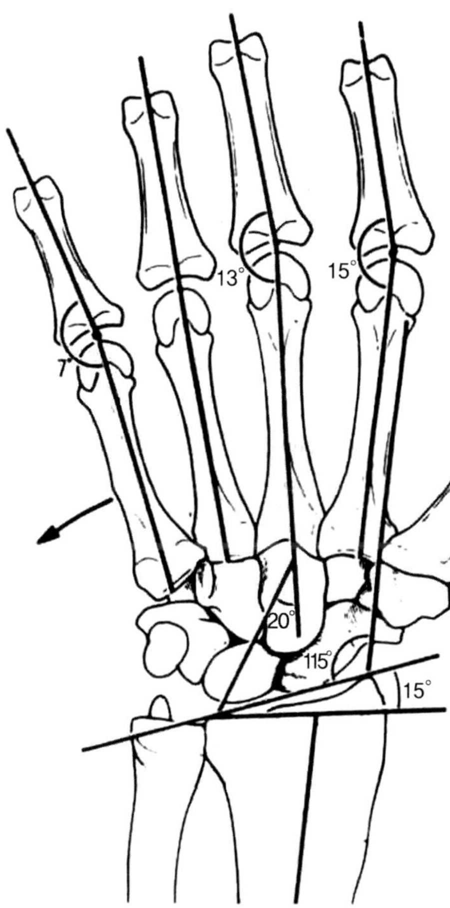

그림 5. 수지 골격들이 형성하는 정상 생리적 각도

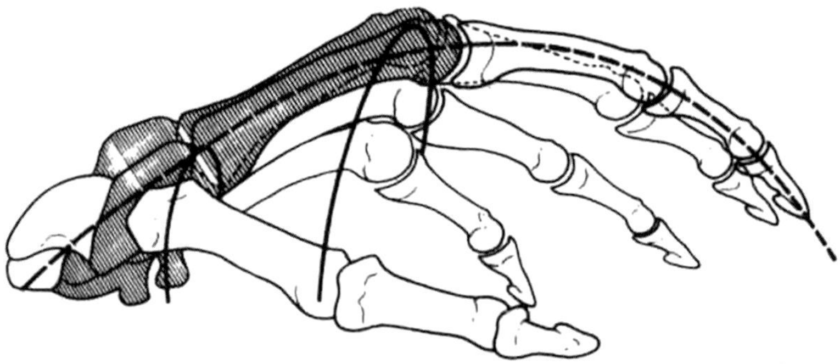

A

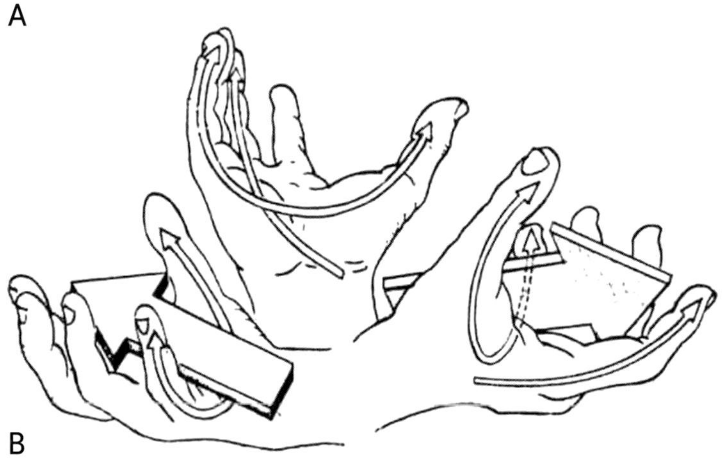

B

그림 6. 손의 arch와 엄지의 대위(opposition) 운동
A: 2개의 횡(橫) arch와 한개의 종(從) arch.
B: 엄지의 대위(對位)운동시 형성되는 4개의 사선형 arch.

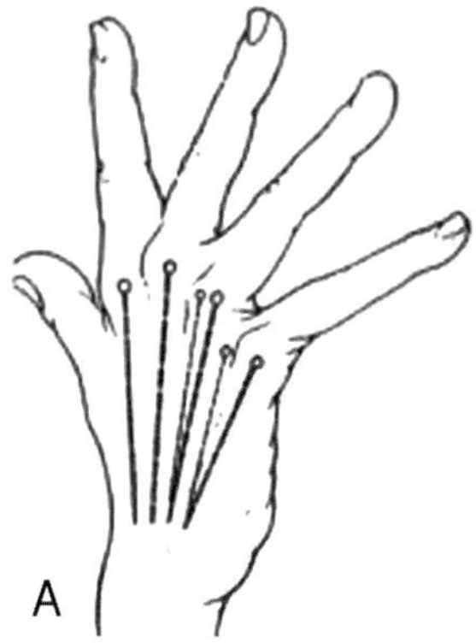

A

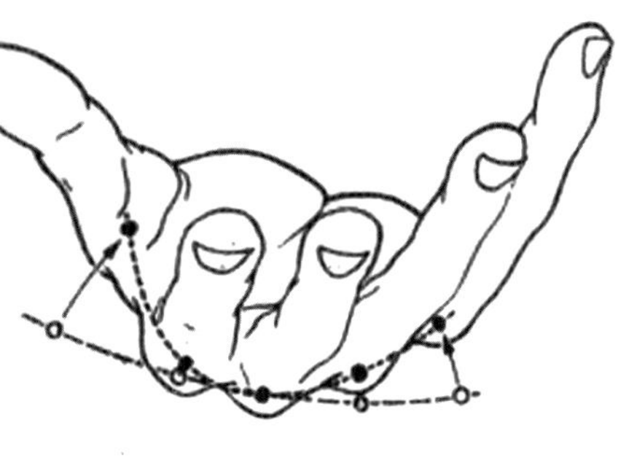

B

그림 7. 중수지골과 수근골간 관절중 고정되어 있거나(제 2·3 중수지골), 움직이는 관절(제 4·5 중수지골)**(A)**과 손의 횡 arch **(B)**.

뼈(수근골)들로써, 이들은 수지들이 좀 더 원활하고 다양한 운동을 할 수 있는 지지대 역할을 한다. 따라서 제 2 및 제 3 중수골의 골두는 완전 고정되어 있으나, 제 4 중수골은 약 20° 그리고 제 5 중수골은 약 40°정도의 굴신운동이 가능하여 수장부 횡 arch(transverse metacarpal arch)를 형성함으로써 엄지와 새끼 손가락의 골곡 및 내전이 가능하여 물건을 꼭 움켜쥐는데 효과적으로 되어있다(그림 7).

2)-Ⅰ. 정상 수지 골곡건의 생리와 기능

건(腱, 힘줄, tendon)은 조밀하게 짜여진 교원섬유들과 점액다당류로 구성되어 있으며, 이 교원섬유들은 건 자체만큼이나 길고, 서로 연결되어 급한 각을 형성하며 꼬여 있어 근의 수축에 따라 힘이 건의 골 부착부위 어느곳에나 동일하게 전달되도록 되어있다. 근육과 달리 건은 혈행과 탄력성 및 수축력이 극히 적은 반면 대단히 강하여 6㎠의 단면적을 가진 건은 4,000~8,000㎏의 무게를 지탱할 수 있다고 한다(Cronite, 1936). 또한 휴식상태에서 건내 긴장은

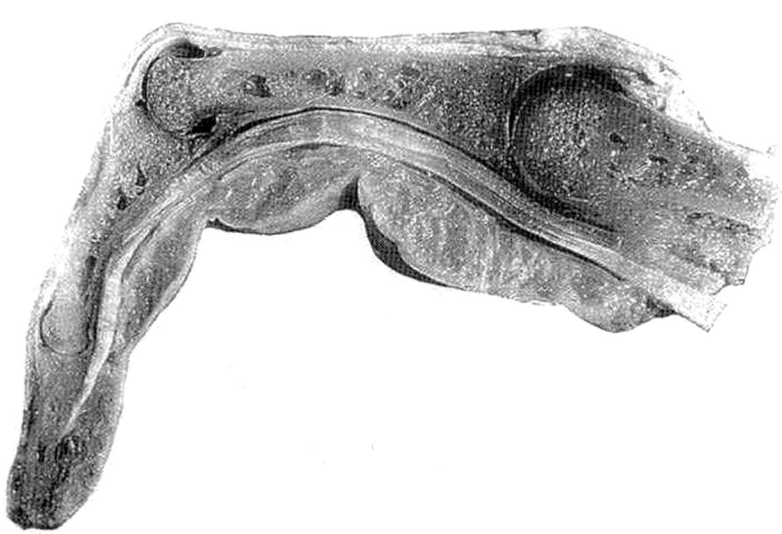

그림 8. 손가락의 종 단면: 굴곡건, 신전건 및 피하 지방 등이 보인다.

100gm 정도에 지나지 않으나 힘껏 쥘때(power grip)에는 건내 장력이 20,000 gms 에 달한다고 한다. 사람의 건 장력에 대하여 Nicola(1934)는 645㎏/㎠ 정도라고 함으로서 대체적으로 철사 줄과 강선에 가까운 장력을 갖고 있는 것으로 알려져 있다(그림 8).

손가락을 완전히 구부리려면 심부 굴곡건은 근위지절에서 3/4인치 그리고 수장부에서는 3/8인치 정도 이동되어야만 한다. 이러한 수지 굴건의 상하 운동영역은 수지 신전건의 2배이상이며, 이 사실만으로도 굴곡건의 파열 봉합후 정상 재건이 더욱 어렵다는 것을 알 수 있다.

건 대사(tendon metabolism)에 관한 보고는 거의 없으나, 건은 0.1㎖/wt/hr 의 극히 적은량의 산소를 소비하고(Peacock 1959), 또 미량의 아미노산과 collagen 의 대사교환이 있다(Neuger & Slack 1953)(그림 8-11).

Ⅱ. 굴곡건의 순환

굴곡건의 혈행은 Indian-ink(Smith 1965), P32(Peacock 1959). Tc(Young & Weeks 1970) 및 133 Xenon(Piaggi & Mingione 1981) 등의 동위원소를 이용하여 규명되었다. Mayer(1916)는 건의 혈류순환은 영양공급원이 되는 외재성 혈관(extrinsic vessel)으로서, 근-건(筋-腱) 접합부를 공급하는 perimyseal vessel, paratenon 혈관, 건초내에 있어 건에 혈액을 공급하는 plica 혈관 및 vincula 혈관과, 건의 골 부착부의 골막 혈관(periosteal vessel) 등이 있으며, 내재성 혈관(intrinsic vessle)으로는 건내(endotenon)를 따라 들어가 횡 또는 사행으로 연결되는 한 개의

세동맥(arteriole)과 두 개의 세정맥(venule)으로 구성되어 있다. Peacock(1959)는 내재성 혈관은 전체 건 길이의 1/3이상은 공급하지 못하며, 이들 혈관들이 분절적으로, 서로 연결되어 건 배부(背部)의 주 혈관계와 만난다고 하였다. 또한 Caplan 등(1975)도 굴곡건의 주 혈관이 배측에서 건 내로 들어오므로 건 파열 시 봉합은 되도록 수장측의 굴곡면에 가깝게 시행하여 인위적 순환장애를 막아야 한다고 하였다.

수지 관절주위의 혈행은 이들과는 다소 달라 특히 근위지절(둘째 관절) 부위에서는 건 자체에 수직으로 통과하는 불규칙한 혈관망(vascular loop)을 형성함으로써 수지 관절운동에 따른 반복 자극을 피할 수 있다고 하였다(Brockis 1953). 관절부위에서 건의 수장부(手章部)측은 혈관분포가 없으며 관절운동에 따른 건에 대한 지속적인 기계적 자극으로 건 세포(tenocyte)들이 일부 연골세포(chondrocyte type)로 분화되어 있다(Lundborg & Myrhage 1977).

White들(1964)은 건 내 혈류순환량을 측정한 결과 표층 굴곡건은 1.83㎖/100gm/min, 심층 굴곡건은 0.67㎖/100gm/min 로서 체내의 어느 조직에서 보다 적다고 하였다.

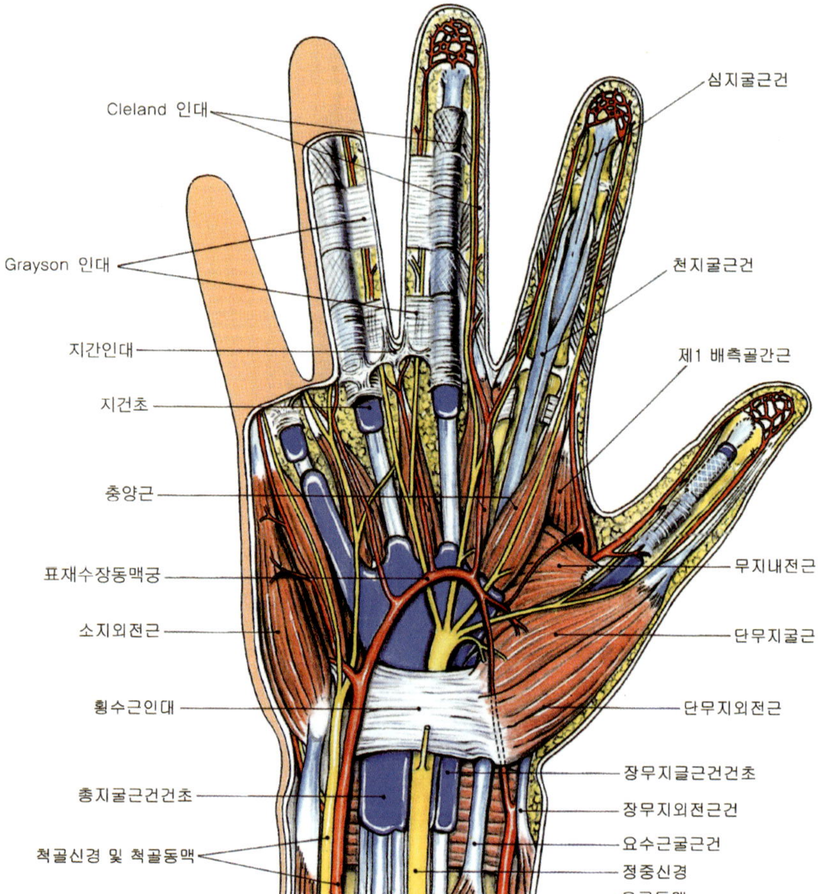

수 장 (전층)

그림 9. 손의 수장부(手章部, 손바닥) 표층(천층) 해부

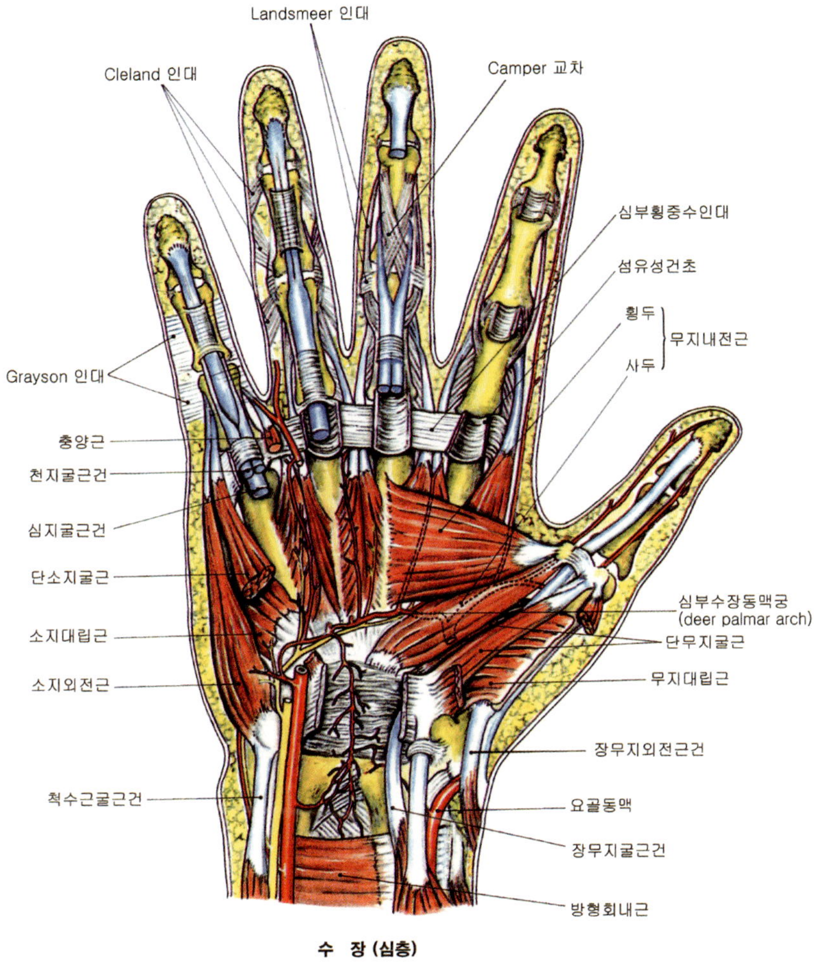

그림 10. 손의 수장부(手章部, 손바닥) 심층 해부

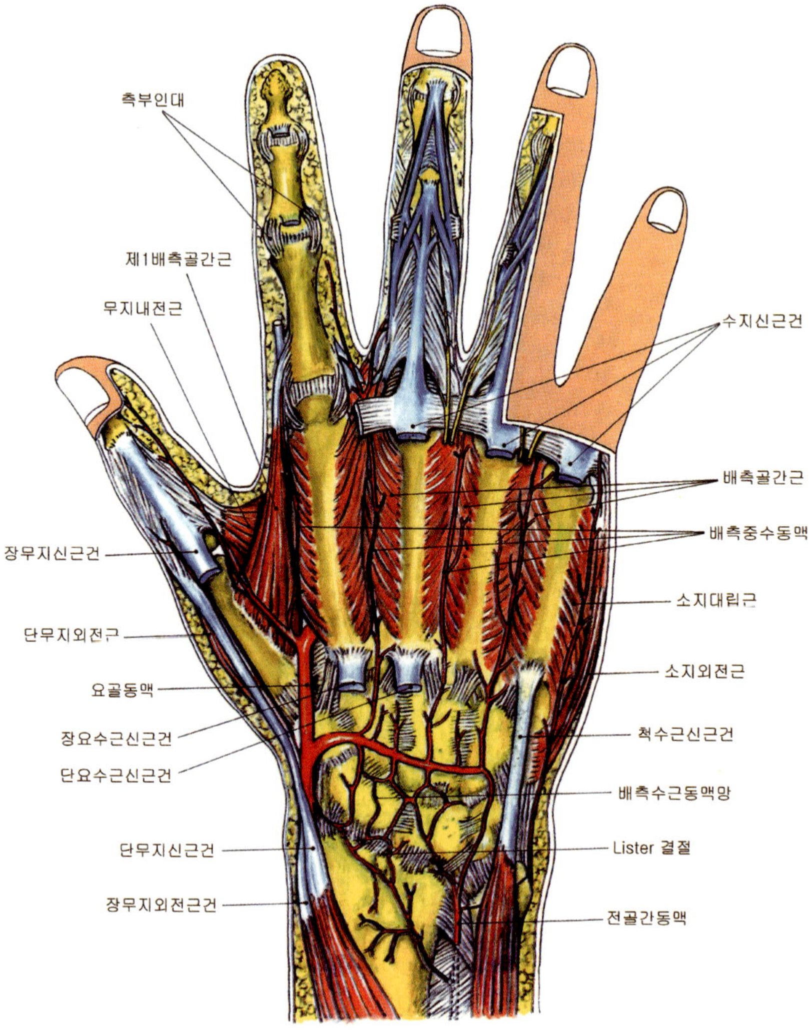

수 배 (심층)

그림 11. 손의 수배부(手背部, 손등) 해부

Ⅲ. 굴곡건의 영양과 활액의 기능

건을 둘러쌓고 있는 활액막은 그 기능이나 풍부한 혈관분포등으로 투석막(dialysing membrane)이라고도 할수 있고, 활액은 건의 운동(tendon gliding)시 윤활제로서의 기능과 건의 영양에 직접 관여를 한다.

활액이 건의 영향에 관여함은 실험적으로 규명되어 있는데(Eitken 들 1975, Mattews 들 1976), 굴곡건을 일부 분절 절단하여 부착 혈관을 완전히 제거한 후 건초내에 넣을 경우, 정상건과는 달리 약간 가늘어지고 흰 광택이 나고 표면이 다소 매끈해졌으나 유착이나 혈관의 재생없이 오랜기간 생존하였다고 보고하고, 활막내에서 대사산물들은 확산(diffusion)과 건내 혈관계를 통한 이중 통로로 상호 이동하면서 건내 영양을 공급하고 있음이 밝혀졌다.

이상의 결과를 종합하면 건의 표면과 해부학적으로 혈관분포가 드문 건의 수장측에서는 활액이 유일한 영양공급원이며, 그 외의 건내 조직에서는 건내 혈관계와 활액을 통한 확산 등의 두가지 방법으로 영양공급이 이루어 진다고 볼 수 있다.

Ⅳ. 수지 굴곡건의 기능적 해부

수장부는 굴곡건의 해부학적 특성에 의해 5개 부위(zone)로 나뉜다. 이중 임상적으로 가장 중요한 제 2구역(Zone Ⅱ, No Man's Land)은 손바닥의 횡선(distal palmar crease)으로부터 중위지골의 표층 굴곡건이 부착하는 부위까지 이며, 이곳은 각종 활차(pulley)들이 위치하고, 또 두 개의 굴곡건들이 좁은 섬유성 터널(fibro- osseous tunnel) 속을 통과하며 수지 운동의 중심부가 되어, 손상의 빈도도 높고, 건 손상시 흔히 유착되어 수지 운동제한이 잘 일어나는 부위여서, 건파열의 봉합시 경험없는 수부외과 의사는 참여하지 말라는 의미로 no man's land라고도 하며, 건 재건에 어려운 점이 특히 많은 곳이다.

굴곡건에는 4개의 환상(環狀, annular pulley) 및 3개의 십자형(十字型, cruciform pulley) 활차(滑車)들이 있으며, 심층 및 표층 굴곡건을 수지골에 부착시키는 역할을 하며, 이중 근위지골 근위부에 부착하는 제2 및 중수지골 중위부에 부착하는 제4 환상활차가 기능상 가장 중요하여 손상시 수지 굴곡 운동이 감소되지 않도록 반드시 수복해 주어야만 하고, 나머지 활차들은 건 손상시 제거시켜 유착의 원인이 되지 않도록 해야한다(그림 12). 반면 무지에서의 Zone II는 중수지절 부위에 해당하며 여기에서는 엄지 장 굴곡건(fexor pollicis longus)만이 통과하므로 타 수지에서 보다 건 파열의 재건술 후 성적이 좋다.

V. 건의 치유력

손상 건의 치유과정에는 아직 분명치 않은 점이 많아 의사들간 이견 차이가 있으나, 첫째, 건 세포들은 고도로 분화돼 있어 자체 치유력이 없어 건 치유에 능동적 역할을 하지 못한다고 하여, 건초 및 paratenon과 주위 결체조직으로부터 섬유모세포(fibroblast)가 손상된 건 주위로 자라 들어가며 치유된다는 paraxial theory(Peacock 1975, Potenza 1975), 둘째, 건 손상시 휴식상태의 건 세포(resting tenocyte)들이 건 손상 시 에는 능동적인 건모세포(tenoblast)들로 이행되어 새로운 교원섬유들이

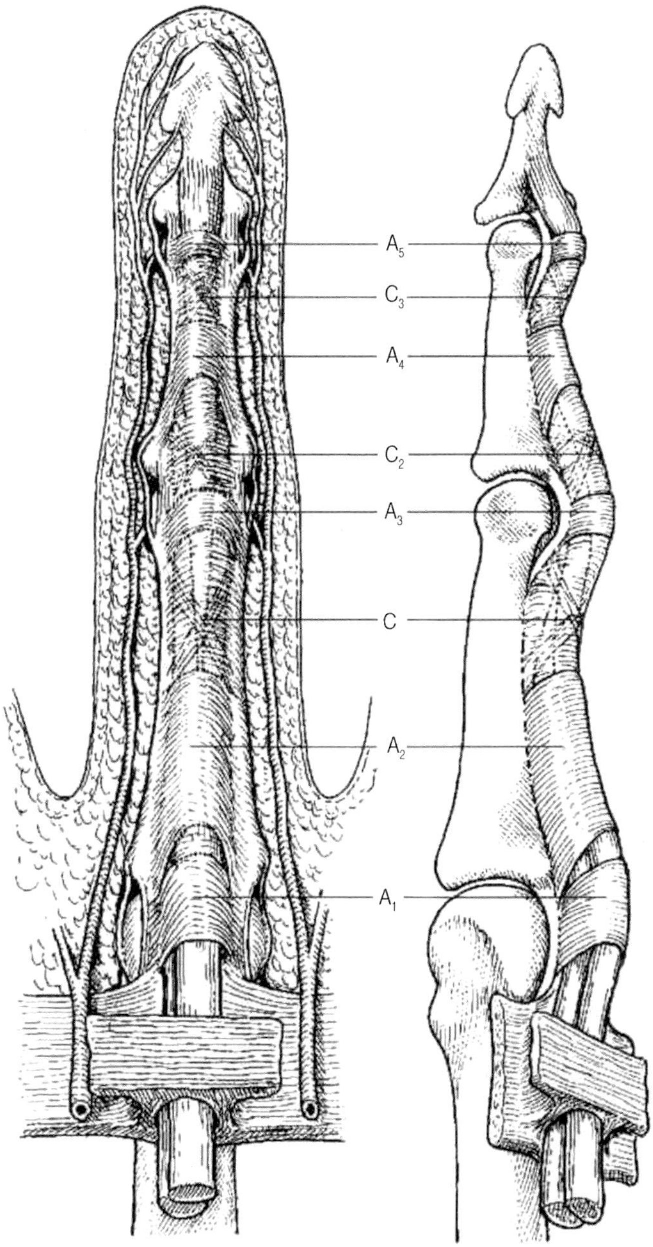

그림 12. 수지 굴곡건의 4개의 환상(annular pulley) 및 3개의 십자형 활자(cruciform pulley).

형성된다는 건 자체의 재생능력을 주장하는 axial theory(Lundborg 1976), 셋째, 앞서의 두 과정이 함께 일어난다는 설(Flynn & Graham 1962, Mason & Shearson 1932)이 있으나, 현재는 많은 학자들이 axial theory에 동의하고 있다.

어린이의 Zone II손상에 대해서는 일차 봉합으로도 경과가 좋은데 이는 아마도 건모세포에서 교원섬유가 형성된 후 성장에 따른 개수(改修, remodeling)과정이 성인보다 월등하기 때문이며, 노령층에서는 연령에 따른 건과 수지관절염과 같은 퇴행성 변화 등으로 일차 봉합이나 이차 건이식술이나 모두 결과가 나쁜 것으로 보고되고 있다.

결론적으로 대략 15세 미만의 어린이에서는 Zone II일지라도 창상의 상태가 허용되는 한 심층 및 표층 굴곡건의 일차 봉합술을 원칙으로 하고 있고, 또한 노인에서도 기존 수지관절의 변성관절염과 파열건의 봉합 후 재파열의 가능성 때문에 능동적 수지 운동의 허용이 다소 늦어지는 점 등을 감안하여 지연 건 봉합이나 건 이식보다는 소아에서와 같이 가능한 파열 건의 일차 봉합을 시행하고 있다.

3) 수지 내재근(內在筋)의 기능적 해부
(Functional anatomy of intrinsic muscles)

계통 발생학적으로 어류의 가슴 지느러미에 해당되는 수지 내재근인 골간근(骨間筋, 뼈사이근)과 충양근(蟲樣筋, 벌레근)들은, 수부 외재근(extrinsic M.)인 장 굴곡건 및 장 신전건들과의 상호 협조로, 다양하고 섬세한 대부분의 손의 운동 -중수지관절의 굴곡, 중위 및 원위지관절의 신전, 수지의 외전(外轉, abduction)과

내전(內轉, adduction)-과 파지력(strength of grip)등에 절대적인 역할을 하게 된다(그림 13).

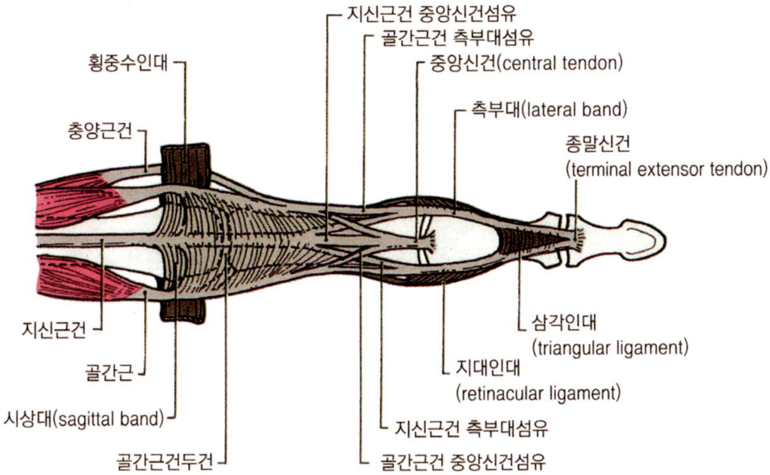

[배면]

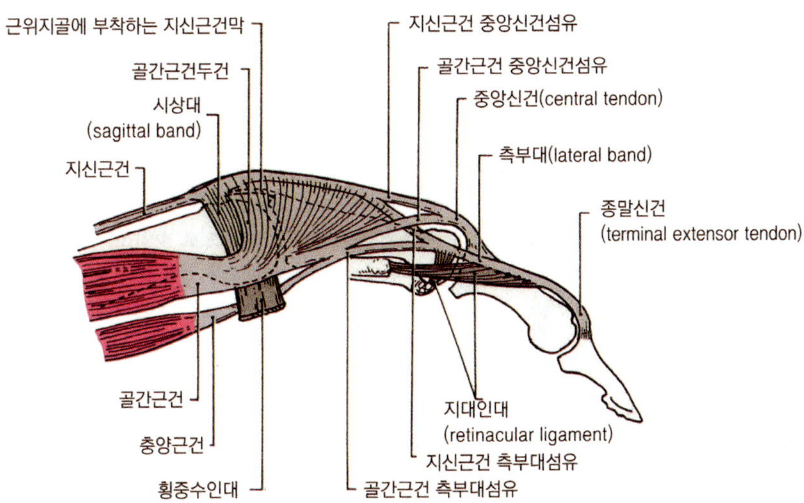

[측면]

그림 13. 수지 내재근의 해부 도해

Ⅰ. 수지 골간근(Interossei muscles)(骨間筋, 뼈 사이근)

Ⅰ-A. 배측 수지 골간근(Dorsal interossei muscles)

네 개가 있으며, 손의 해부학적 축인 제 3중수골을 중심으로 인지, 중지 및 약지의 외전근(abductor)으로 작용한다. 제 1 및 제 2 배측 골간근은 인지 및 중지의 요골측에, 그리고 제 3 및 제 4골간근은 중지 및 약지의 척골측에 위치하고 있어, 결국 중지는 두 개의 외전근을 갖게 된다. 제3 배측 골간근을 제외한 나머지 골간근들은 모두 표재 및 심층근(superficial & deep belly)으로 다시 분리되며, 표재층근은 중수골 골간부에서 기시하여 내측건(lateral band)을 형성하여 근위지골의 기저부에 부착하므로써, 근위지골을 외전시키는 주작용과, 약하지만 중수지절을 굴곡시키는 기능이 있으며, 지골간 관절들의 신전에는 직접적 영향을 미치지 못한다(Landsmeer, 1962). 제 3배측 골간근에는 표재층근 및 내측건이 없고 심층근만이 존재한다. 심층근은 중지 및 약지의 요골측에서 외측건(lateral tendon)으로 이행되어 수 배측 건막(dorsal aponeurosis)의 외측대(lateral band)를 형성하므로써, 근위지골의 굴곡, 회전 및 외전뿐아니라 지골간 관절들을 신전시키게 된다. 이중 특히 배측 골간근에 의한 근위지골의 회전 능력은 미세한 수지운동 (prehensile movement)에 극히 중요하다.

이들 배측 골간근들은 척골신경의 지배를 받지만 서로 다른 신경 섬유속(neural fasciculi)이 표층 및 심층근들에 분포되어 이들 근들의 독자적 수축운동이 가능하게 된다. 간혹 제 1배측 골간근은 정중신경 또는 드물게 요골신경의 지배를 함께 받기도 하는데 이는 정중신경과 척골신경이 전박부(Martin-Gruber anastomosis)또는 수장부(Riche-Cannieu anastomosis)에서 서로 합치며 교차되는 해부학적 변형 때문이다(Gruber 1870. Kaplan 1950, Mannerfelt 1966).

Ⅰ-B. 수장측 수지 골간근(Volar interossei muscles)

세 개로 구성되 있으며, 이들은 배측 골간근보다 구조상으로나 기능상으로 단순하다. 즉 중수골에서 기시하여 제1수장측 골간근은 인지의 척골측에, 그리고 제2 및 제3수장측 골간근은 약지 및 소지의 요골측 외측대에 부착하여 배측 건막(dorsal aponeurosis)을 형성한다. 따라서 기능상 근위지골의 내전(adduction), 회전 및 굴곡은 미약하지만 지골간 관절들의 신전에 관여하게 되며, 척골신경의 지배를 받는다.

Ⅱ. 충양근(蟲樣筋 Lumbrical muscles)(일명, 벌레근)

이들은 수지의 심층 굴곡건(flexor digitorum profundus)에서 기시하여 심층 횡 중수골간 인대(deep transverse metacarpal lig.)의 수장측을 지나 약 40°의 각을 형성하면서 각 수지의 요골측 외측대(lateral hand)에 부착한다. 즉 제 1 및 제 2 충양근은 인지 및 중지의 심층 굴곡건에서 기시하며, 정중신경의 지배를 받는다. 반면 제 3 충양근은 중지 및 약지의, 그리고 제 4 충양근은 약지 및 소지의 양측 심층 굴곡건에서 기시하며, 척골신경의 지배를 받는다. 충양근 근섬유의 길이는 평균 50㎜이며, 충양근은 수지의 모든 운동에 절대적으로 관여하는 가장 중요한 근육이다. Backhouse 들(1968)은 근전도 연구 결과, 강한 전기자극을 충양근에 가하면

지골간 관절들이 신전되면서 곧 중수지절이 굴곡되며, 반면 약한 전기자극에는 수지골간 관절들만이 신전됨을 밝혔다. 따라서 골간근들은 근위지골의 굴곡에, 그리고 충양근들은 지절간 관절들의 신전에 주로 작용한다. 그러나 수지 골간근이 마비되면 충양근이 근위지골을 굴곡시키는 작용을 대신하여(Smith 1975), 충양근 수축시 수지의 요골측 외전이나 회전은 일어나지 않는다(Kaplan 1950 & 1960, Smith 1974).

결론적으로, 충양근과 골간근을 지배하는 척골 및 정중신경이 마비되면, 이들 근육들의 주 작용인 중수지절 굴곡, 원위 및 중위지절의 신전기능과 수지의 외전과 내전운동에 제한이 오게되며 감각둔마와 근위축등이 심화된다. 이렇게 되면 비록 중수지절의 굴곡은 표층 및 심층 굴곡건의 수축에 의해서도 일어날 수 있으나, 극히 약하며, 이때는 원위 및 근위지질이 완전 굴곡된 후에라야 가능하므로, 컵을 쥐거나 공과 같은 둥근 물건을 쉽게 잡을 수 없게 되어 수부기능 장해가 심각해 진다(Brand 1964, Bunnel 1942). 반대로 피아니스트들은 이들 내재근들이 손의 과사용으로 비대해져 있다(1958. Gat)(그림 14).

Ⅲ. 배측 신전 건막(Dorsal aponeurosis)

수지의 배측 신전 건막은 장 신전건과 수지 내재근의 건막이 조밀하게 짜여져 형성된다. 척골측 세 수지는 중수지절 바로 근위부에서 장 신전건간 연결건(juncture tendinum)에 의해 서로 연결되어 있으나, 인지만은 연결되어 있지 않아 다른 수지는 굴곡상태에 있더라도 인지는 단독으로 완전 신전이 가능하다(Eliott

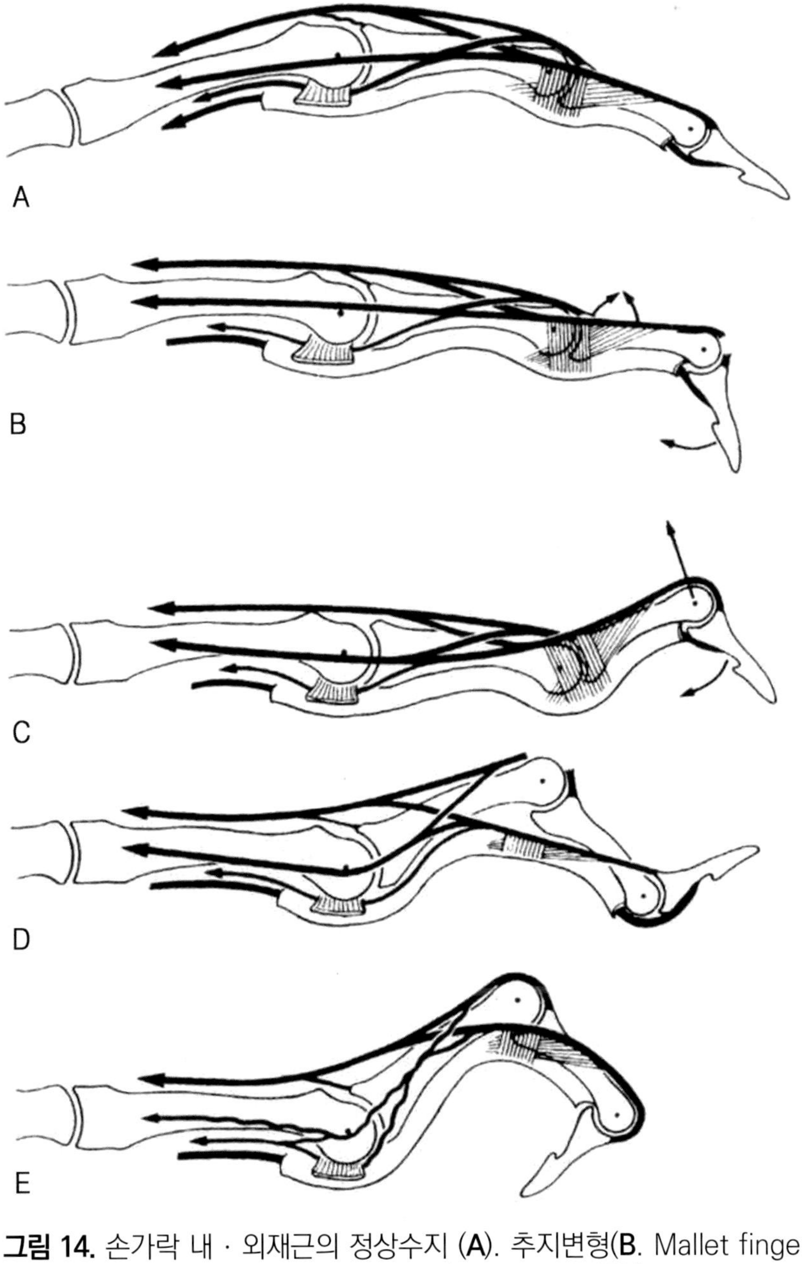

그림 14. 손가락 내 · 외재근의 정상수지 (**A**). 추지변형(**B**. Mallet finger). 백조목변형(**C**. Swan neck deformity). 단추구멍변형(**D**. Button hole deformity). 갈고리 손 변형(**E**. Claw deformity)

1970).

Ⅲ-1. 신전대(Sagittal band)

신전대는 중수지절 배부에서 장 신전건을 1.5~2.0㎝의 넓이로 둘러쌓여 장 신전건을 수지골에 고정 및 안정시키고 있으며, 수장판(volar plate)과 근위지절의 수장측 골막에 부착함으로써, 장 신전건이 수축할 때 근위지절을 신전시키게 된다. 만일 중수지절이 과신전되면 신전대는 중수골 장축에 평행에 가깝도록 되어 장 신전건의 작용을 분쇄시켜 지절간 관절등에 미치는 영향을 줄이게 된다.

근위지절 원위부에서 장 신전건(extensor digitorum comminus)은 한 개의 중앙건(central slip)과 두 개의 좌우 외측건(lateral slip)으로 나뉘며, 이중 중앙건은 중위지골 저부에 부착하여 근위지절의 신선에 관여하고, 또 근위지절이 굴곡상태일 때는 중수지절의 신전에 간접적 영향을 준다. 따라서 이 중앙건이 파열되거나, 류마티스 활액막염 등으로 이완되어 그림 14-D와 같이 측부인대가 근위지절 수장측으로 이탈하게 되면, 단추 구멍 수지 변형(Button-hole 또는 Bouttoniere 변형)이 초래되며, 반대로 근위지절 배측으로 이탈하게 되면 그림 14-C 와 같은 백조목 변형(swan neck 변형)이 발병한다. 두 개의 외측건은 근위지골 원위부에서 수지 내재근으로부터 오는 외측대(lateral band)와 합쳐져 연합 외측대(conjoined lateral band)를 형성하고, 양측 연합 외측대는 중위지골 원위부에서 하나로 합쳐져 원위지골 근위부에 말단건(terminal tendon)으로 되어 부착하므로써 원위지골의 신전에 관여한다. 이 말단건은 손가락을 편채 야구공 등에 손끝을 맞으면 쉽게 파열되어 그림 14-B와 같이 추지(망치)변형이 오며 수술적 복원이 필요하다.

Ⅲ-2. 횡 섬유(Transverse fiber)

이는 배측 수지 골간근의 심층건에서 나온 섬유로 형성되어 신전대 바로 원위부에 부착하며, 근위지골의 주위 1/3부분을 둘러싸고 있고, 수지 골간근의 수축에 따라 중수지절을 굴곡시키게 된다. 따라서 이러한 횡섬유의 중수지절 굴곡 능력 때문에 횡섬유를 배측 신전 건막에 포함시키는데 Smith(1975)는 반대하고 있다.

Ⅲ-3. 사 섬유(Oblique fiber)

이는 충양근 및 수장측 수지 골간근에 의해 형성된 내측대의 연장이며, 근위지골 원위 1/3 부위 즉 횡섬유의 바로 원위부에 부착함으로써 근위지절 신전에 도움을 준다.

Ⅳ. 연합 외측대(Conjoined lateral band)

중위지골의 원위부 배측에서 수지 내재근의 외측대와 장 신전건의 외측건이 합쳐져 연합 외측대를 형성하며, 양측 연합 외측대가 다시 합쳐져서 말단건이 되어 원위지골 근위부에 부착함으로써 원위지골의 신전에 관여한다. 바늘에 실을 끼우거나 글씨를 쓸 때 또는 손끝으로 조그만 물체를 잡을 경우(pulp to pulp pinch) 등에서와 같이 원위지골은 펴고 근위지절만 구부리는 동작을 할 때 양측 연합 외측대가 수장측으로 수 ㎜ 이동함이 밝혀졌다(Bunnel

1942, Kaplan 1959, Smith 1974). 반대로 지절간 관절을 펼때는 연합외측대가 손등 쪽으로 이동되며, 이러한 외측대의 정상이동은 수지운동을 위하여 필수적인 것이다(Tubiana 1969). 이렇게 이동되는 이유는 근위지절의 반경이 원위지절의 반경보다 크기 때문이며, 이러한 연합 외측대의 이동이 없다면 근위지절이 신전될 때 원위지절은 과신전될 것이다.

V. 사 및 횡 망상인대(Obique & transverse retinacular ligament)

사 망상 인대는 근위지절 수장부의 수지 굴곡건의 건막 및 활차(pulley)에서 기시하여 신전건의 끝부분인 말단건에 부착함으로써, 장 신전건과 연합 외측대가 원위지절을 펼때 건 고정(tenodesis)의 효과를 나타낸다(Landsmeer 1949). 즉 근위지절을 펴면 원위지절이 함께 펴지며 이때 원위지절의 수동적 굴신운동은 제한되는데, 이러한 현상은 근위지절을 펼때 사 망상 인대가 긴장되어 말단건을 근위부로 당겨 원위지절을 펴기 때문이며(Haines 1951, Kestler 1949), 이 근위 및 원위지절의 손가락 기능을 효율적으로 기술하였기에 사 망상인대를 Haines 또는 Landsmeer의 인대라고도 칭하며, Stack(1969)는 원위지절의 신전에는 사 망상 인대가 45°-90°까지, 그리고 말단건이 마지막 0-45°까지 관계한다고 하였다.

횡 망상 인대는 연합 외측대에서 기시하여 근위지절 부위의 굴곡건 막에 부착하며 근위지절의 신전시 양측 연합 외측대가 수지의 배측으로 과도하게 전위되지 못하도록 한다(Landsmeer 1949).

그 외 삼각인대(triangular ligament)는 중위지골 배측에 있는 삼각형의 섬유성 막으로, 저변은 중앙건이 중위지골 기저부에 부착되는 부분이고, 양 측변은 양측 연합 외측대의 내측이 된다. 작용은 근위지절을 구부릴 때 양측 연합 외측대가 과도하게 수장측으로 전위되는 것을 막는다(Kaplan, 1959).

Ⅵ. 수지 구군(수지 두덩근, Hypothenar muscles)

세 개의 근육이 이에 속하며,소지 소 외전근(abductor digiti quinti)는 편평골(pisiform)과 그 인접인대(piso-hamate lig.)에서 기시하여 제5 중수지절의 관절낭의 근위지절 기저부에 부착하여, 근위지골의 신전시 제 5수지가 외전되도록 한다. 소지 소 굴곡건(flexor digiti quinti)은 구상골(Hamate)과 수근골 횡인대(transverse carpal lig.)에서 기시하여 제5 근위지절의 척골측 기저부에 부착하며, 소지의 외전과 굴곡에 관여한다. 소 대위근(opponens digiti quinti)은 구상골과 그 인접인대에서 기시하여 굴곡 및 회외(supination)시킨다. 이들 수지 구군들은 척골신경이 지배한다.

Ⅶ. 모지 구근(모지 두덩근, Thenar muscles)

세 개의 근육들로 형성되며 정중신경의 지배를 받는다. 모지 소 외전근(abductor pollicis brevis)은 수장골 횡인대, 주상골(scaphoid) 및 대 다각골(대능형골, trapezium, greater multangular)에서 기시하여 모지 근위지골의 요골측에 부착하며, 모지의 외전과 내회전은 물론 장모지 신전건을 도와 모지의 신전에도 관여하며, 모지의 대위운동에 가장 중요한 근육이다.

모지 대위근(opponens pollicis) 도 수장골 횡인대 및 대다각골(능형골)에서 기시하여 제 1수장골의 척골측에 넓게 부착하며 모지의 회전과 대위(對位,opposition)에 중요한 역할을 한다. 모지 소 굴곡근(flexor pollicis brevis)은 수장골 횡인대와 대다각골(능형골)에서 기시하여 모지 근위지골의 요골측에 부착하며 정중신경의 지배를 받는 표층과, 제 1중수골의 척골측에서 기시하여 모지 근위지골의 척골측 기저부에서 부착하고 척골신경의 지배를 받는 심층으로 나뉘나, 그 기능은 같아 제 1중수지절의 굴곡에 관여한다.

Ⅷ. 수지 내재근과 외재근과의 상호관계

손에는 전술한 19개의 수지 내재근들과 각각 12개씩의 굴곡 및 신전 외재근들이 존재하며, 이들은 상호 협동하여 수지의 각종 운동에 기여하게 된다. 즉 중수지절의 주(主) 굴곡은 수지 골간근이, 그리고 주 신전은 장 수지 신전건(extensor digitorum comminus)이 하게되며, 근위지절의 주 굴곡은 단 수지 굴곡건(FDS)이 그리고 주 신전은 충양근이 담당하며, 원위지절의 주 굴곡은 장 수지 굴곡건(FDP)이 그리고 주 신전은 충양근의 역할이다(그림 15). 이러한 수지 내 및 외재근들의 협동작용은 수지 측면에서 볼 때, 중수지절을 중심으로 배측 골간근은 0°(평행), 수장측 골간근은 25° 그리고 충양근은 약 35°의 가장 큰 각도를 형성하고 있다. 따라서 골간근은 중수지절의 굴곡운동에 주로 기여하되 특히 배측 골간근은 수지의 외전에, 그리고 수장측 골간근은 수지 내전에도 관여하리라는 것을 쉽게 짐작할 수 있다.

반면 충양근은 장 수지 굴곡근(FDP)의 수장부 부위에서 기시하여 중수지절 부위에서 35°의 각을 형성하면서 근위지절의 측부에서 신전건(extensor apparatus)과 측부인대(lateral band)를 이루면서 중위 및 원위지골의 근위부 배측에 부착함으로써 중수지절의 굴곡에도 일부 관여함을 알 수 있으나, 보다 큰 주 작용은 장 수지 굴곡근을 이완시키고 신전건과 측부인대를 긴장시킴으로써 근위 및 원위지골을 신전시키는 것이다(그림 15). 수지 내 및 외재근은 정중신경과 척골신경의 지배를 받으며, 척골신경이 마비되면 집게손(claw hand)변형이, 정중신경이 마비되면 갈고리손(ape hand)변형이 초래되며, 손의 기능장해가 심해진다(그림 14).

4) 수부의 섬유성 구조물들(The fibrous skeleton of the hand)

수부에는 수부 골격들을 관절로써 서로 연결하고, 혈관-신경 등의 연부 조직 구조물들을 피부와 골격에 고정시키며, 또한 수부의 여러 arch들을 안정시키는 탄력성이 거의 없는 섬유성 구조물들이 있다.

수지관절의 안정성은 각 관절면의 모양 및 주위인대 즉 두 개의

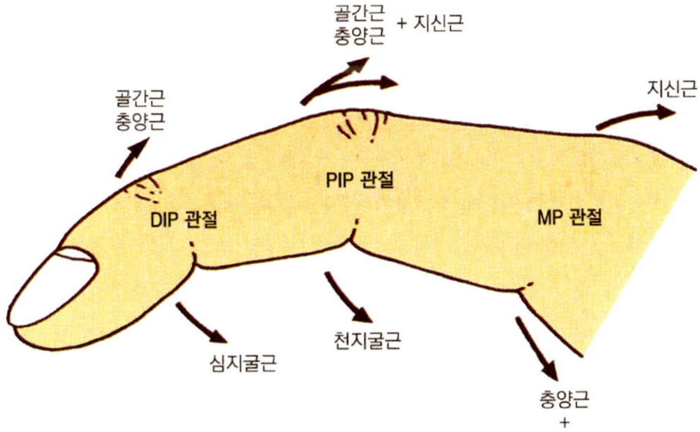

그림 15. 수지 관절의 운동 근육

강한 측부인대와 부 측부인대, 그 외 수장판(volar plate) 그리고 내재 및 외재근들에 의해 이루어지며, 이중 가장 중요한 수동적 안정체(static stabilizer)는 측부인대이다(Tubiana 1983, Melone 1985).

수지관절의 안정성은 각 관절에 따라 다소 다른데, 근위지절의 측부인대는 관절의 회전축 부근의 근위지골 두부에서 시작하여 중위지골 기저부에 비스듬히 부착하며 2-3㎜의 두께를 갖는다. 또한 이들은 부 측부인대에 의해 그 기능이 보강되며, 부(副) 측부인대는 축부인대 기시부보다 약간 앞쪽에서 기시하여 수장판(volar plate)에 부착한다. 특히 근위 및 원위지절은 근위 관절면이 두 개의 홈(glenoid cavity)을 형성하고 있어 굴신운동만이 가능하고 측방 및 회전운동은 불가능하며, 측부인대는 근위 및 원위지골의 굴신운동에 관계없이 항상 긴장되어 있다(그림 17).

수장판(volar plate)은 관절의 과신전을 막아주며, 원위부는 두껍고 근위부는 두개의 견인 인대(check lig.) 로 되어 있어, 외상시 근위지절의 수장판 손상은 원위부 부착부에서, 그리고 중수지절에서는 근위부 부착부에서 잘 일어난다. 따라서 중수지절은 ball 과 socket 관절이므로 굴신운동 외에도 측방 운동 및 회전운동이 가능하다(그림 16). 이는 중수지골의 골두가 전후 길이가 더 큰 타원(condyle)형이고, 작고 오목한 횡축이 큰 근위지골의 저부와 접촉하여 관절을 형성하기 때문이며, 또한 관절낭이 다른 관절보다 느슨하기 때문이다. 요골 및 척골측 측부인대가 이 느슨한 관절낭을 보강하며 이들 측부인대는 앞면이 넓고 뒷면이 좁은 중수지골 골두의 모양 때문에, 중수지절의 신전시에는 느슨해지며

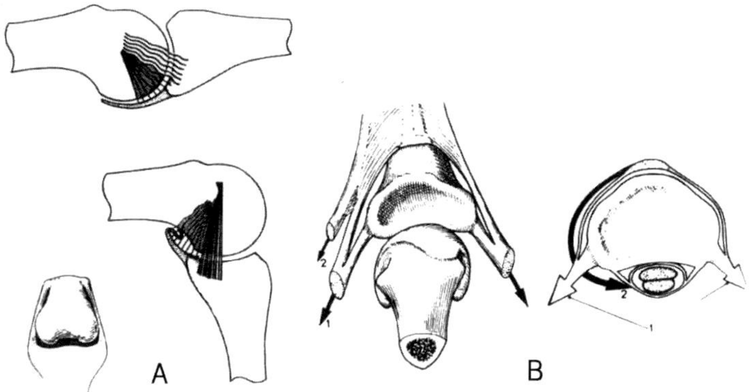

그림 16. 중수지 관절은 Ball 과 Socket형의 관절로써, 굴신, 어느정도의 측방 및 회전운동이 가능하다. 수장판(volar plate)에 부(副) 측부인대가 붙어 있어, 수지의 과신전시 파열되며 관절탈구가 발생된다.

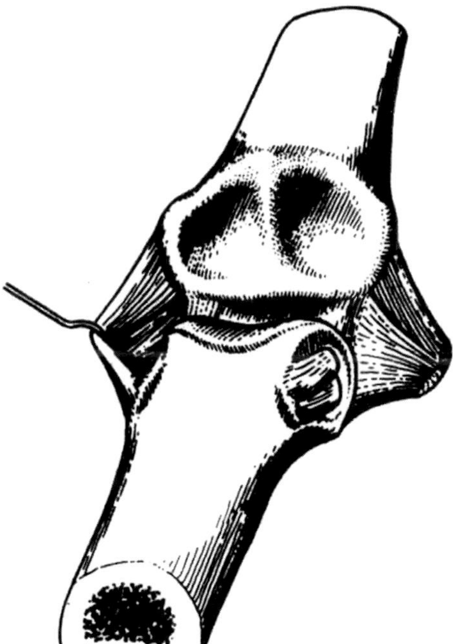

그림 17. 근위 및 원위지 관절은 2개의 홈(glenoid cavity)으로 맞닿아 형성되어 있어, 굴신 운동만이 가능하다.

굴곡시에는 긴장하게 된다(Cam's effect). 중수지절의 측부인대는 매우 두꺼운 띠 모양의 조직으로 넓이는 4-5㎜, 길이는 12-14㎜이며 신장력(tensile strength)은 30-40㎍으로, 급격한 외력이 가해지면 근위지절에서는 16-21㎍, 중수지절에서는 5-8㎍의 외력만으로도 쉽게 파열된다.

이러한 사실들은 각종 수부 손상 후 부목고정 시 수지 측부인대의 단축을 막고, 수지 운동제한을 최소화하도록, 근위 및 원위지절은 10° 굴곡위치 그리고 중수지절은 70-80° 가량 굴곡위치로 석고 고정하게 된다(손의 기능 위치, functional position).

2. 손가락의 기능적 역할 (Functional anatomy & biomechanics of fingers)

정상적인 수지는 중수골의 장축에 대한 근위지골의 장축이 인지는 15°, 중지는 13°, 환지는 0°(평행) 그리고 소지는 7°가량 척골측 편향이 되어있다(그림 5). 또한 수지관절면의 특수한 모양 때문에, 중수지관절에서 근위지골은 굴신과 측방운동은 물론 축성 회전(axial rotation)까지도 일어나나(그림 16), 근위 및 원위지절에서는 단순한 굴신 운동만이 가능하다(Cam's effect)(그림 17).

손가락을 움직이는 가장 중요한 내재근들 중 충양근(벌레근)들은 손가락의 중위 및 원위지 관절에서 손가락을 펴는 작용을 하고, 중수지 관절에서는 굽히는 작용을 한다. 벌레근의 조절폭이 큰 것은 이 근육이 심층 굴곡근 힘줄(flexor digitorum profundus)에서 기시되어 나오기 때문이다. 손허리 부분의 골간근(뼈 사이근)들은 각각 한 쌍의 짧고 깊은 굽힘근을 갖고 있으며 이들 중 4개는 진화가 계속되면서 손등 쪽으로, 3개는 손바닥 쪽으로, 엄지손가락 부근에서는 2개의 근육이 손바닥 두덩을 형성하는 근육 쪽으로 이동했다. 손바닥에 있는 3개의 뼈 사이근은 인지, 약지, 새끼 손가락의 손허리뼈에서 나오는데(가운데 손가락에서 나오는 근육은 없다) 이 근육들은 옆으로 벌린(외전, 外轉) 손가락을 다시 모으는(내전, 內轉) 역할을 한다. 손등 쪽의 뼈 사이근은 중수지관절에서 손가락을 사방으로 벌리는 동작을, 중위 관절 및

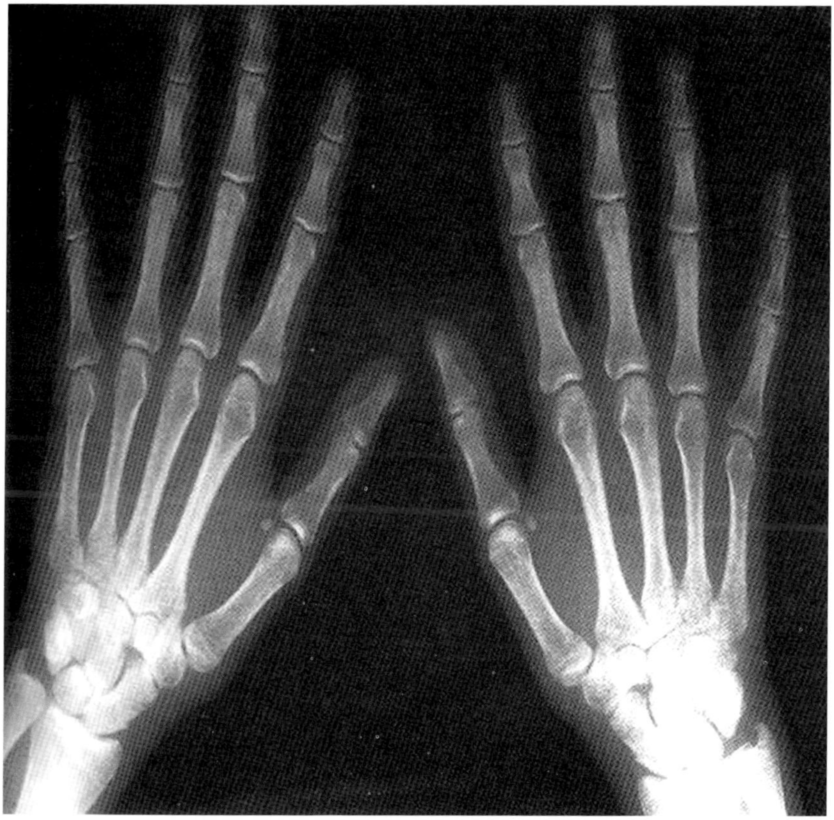

그림 18. 양측 손(방사선). 엄지 중수골이 가장 짧고, 둘째 중수지골이 가장 길다. 가운데 및 약지 근위지골이 다른 손가락보다 길고, 엄지와 대다각골(trapezium)이 이루는 안장관절(saddle joint)이 특이하다.

원위 관절의 뼈 사이근은 굽었던 손가락을 펴는 동작만을 조절한다. 벌레근과 뼈 사이근은 모두 동일한 정중신경과 척골신경에 의해서 지배를 받는데, 척골신경이 마비되면 약지의 척골 부위와 새끼손가락 전체의 감각이 마비될 뿐만 아니라 집게손 변형(claw hand)이 오며, 정중신경이 마비되면 인지, 중지 및 약지의 요골 부위의 감각 소실과 내재근들이 마비되고 손에 심각한 운동장애가 발생하여 원숭이의 갈고리손(ape hand)과 같이 된다(그림 14).

수지의 굴곡력은 중지가 33.5%로 가장 강하고 인지 및 환지는 각각 25%씩 그리고 소지가 16.5%로 가장 약하다. 특히 손목 부위에서의 굴곡건의 근력(2.9㎍-m)은 신전건의 근력(3.1㎍-m)과 비슷하나, 반면 수지 굴곡건의 근력(9.3㎍-m)은 수지 신전건(2.5㎍-m)보다 4배 가량 강하며, 모지에서는 내재근이 외재근들의 근력보다 강하다(표 2).

결론적으로 수부의 생체 역학상, 수지의 굴곡은 처음 근위지절에서 시작하여 중수지절 및 원위지골의 순으로 진행되며, 반대로 수지의 신전은 중수지절에서 시작되어 근위 및 원위지절의 순으로 진행된다(그림 15).

손동작은 그리 간단한 문제가 아니다. 한 손가락의 끝관절이 굽혀질 수 있는 것은 다른 손가락들이 같은 시점에서 펴지기 때문이다. 또한 손가락을 의도적으로 구부릴 경우 동시에 손목관절은 펴진다. 손목을 굽힌 상태에서 주먹을 힘껏 쥐면 느끼겠지만 연장 따위를 힘껏 쥐려면 손목관절을 곧게 뻗어야만 한다. 손과 팔의 동작 형태를 보면 굽히기, 펴기, 벌리기. 오므리기. 돌리기 등과 같은 조절 기능이 모두 가능하다. 손 내부근육은 다양하고 섬세하게 쥐는 동작을 실행하기

표 2. 성인 남녀의 손목힘 및 손가락의 파지력
(mean isometric strength / torque) (An and Bejjani 1990)

운동	손목 힘 (N)	
	남성	여성
손목 굴곡	19.8	11.1
손목 신전	10.2	5.3
요골측 편향	17.8	9.9
척골측 편향	20.8	11.5

운동	손가락 파지력 (kg)				
	엄지	인지	중지	약지	소지
굴곡	9.1	5.6	5.9	4.8	3.3
신전	1.8	2.7	3.1	2.8	2.4
요골측 편향	3.6	3.4	3.1	1.8	1.4
척골측 편향	5.4	2.9	2.4	1.7	1.9

위해 1초에도 몇 번씩 수축과 이완을 한다. 이 근육은 운동기관인 동시에 감각기관이기 때문에 그때그때의 몸동작이나 위치의 변화를 정확하게 기억할 수 있다. 손가락에는 고도로 민감한 감각기관이 감춰져 있어 손가락에 가해진 자극은 시각적, 청각적인 신호들과 함께 뇌 안에서 복잡한 방식의 움직임으로 파악되고 기억된다. 망치를 정확하게 조준해서 내리치는 것은 원칙적으로 악기를 연주할 때 빠른 소절을 연주하는 것과 같은 복잡한 동작이며, 악기를 연주하는 사람의 놀라운 연주 동작은 다년간에 걸친 피나는 훈련의 결실일 것이다. 수없이 반복된 훈련을 통해 손과 아래팔의 30개 근육의 쥐는 동작을 두뇌의 대뇌피질에 기록했다가 경우에 맞게 사용하는 것이다.

손의 운동기능은 엄지 및 손가락의 위치 및 운동의 목적에 따라 기본적으로, 손가락 펴기, 갈고리 쥠(hook grip), 손가락 쥠(precision grip), 두 손가락 쥠(pinch), 주먹 쥠(power grip)등 다섯가지이다.

An과 Bejjani(1990)는 성인에서 손이 움켜질 때의 손아귀힘(isometric grasp strength)은 남자가 평균 37.5kg, 여자는 22.3kg 이며, 그 외 여성의 손가락과 손목의 굴신력은 표 2에서와 같이 남자의 반정도라 하였다.

3. 특별한 피부에 싸인 손

우리 몸에서 외부의 자극에 가장 심하게 노출되어 있는 손과 발은 특별한 피부 구조를 지니고 있다. 손바닥에는 수많은 장문(掌紋)들이 있는데 이것은 사람마다 모두 다르게 형성되어 있어서 미래를 예측하는 데 이용되기도 하며(그림 19), 이 지문(指紋)이나 장문들은 유전적인 것으로 대개 2-3개월의 태아 때 형성되는데 이런 특수한 피부형태는 오직 손과 발에만 있다. 따라서 지문은 경찰의 범인 인식으로, 공항출입이나 은행의 비밀금고 열쇄 등 신분확인에 이용돼고 있으며, 심지어 007 영화에서 제임스 본드의 무기를 책임지는 Mr.Q는 007 제작 50주년의 기념작인 23번째 시리즈인 최근작품 "007 스카이폴"에서 손금을 인식한 권총을 본드에게 건네면서, "손금으로 암호화 되어 있죠. 당신만 쏠수 있습니다. 단순한 살인기계라기 보다는 당신의 개인적 표현에 가깝죠". 손바닥의 피부두께는 2-3밀리미터이며, 피부 밑으로 근막(筋膜)이 함께 형성되어 있다. 손바닥에는 털과 피지선(皮脂腺)이 없다. 대신 땀샘이 잘 발달되어 있는데 특히 손가락의 끝부위에는 다른 피부에 비해 몇 배나 많은 땀샘이 있다. 따라서 지문에는 습기가 많이 발생하고 이는 손 자체의 독특한 구조와 함께 손가락의 쥐는 능력을 향상시키는 역할을 한다.

손등에는 건막(aponeurosis)이 없으며, 손등의 피부는 손바닥의 2배이상 가동성이 많고, 탄력성이 풍부하다. 손바닥과 달리, 손등의

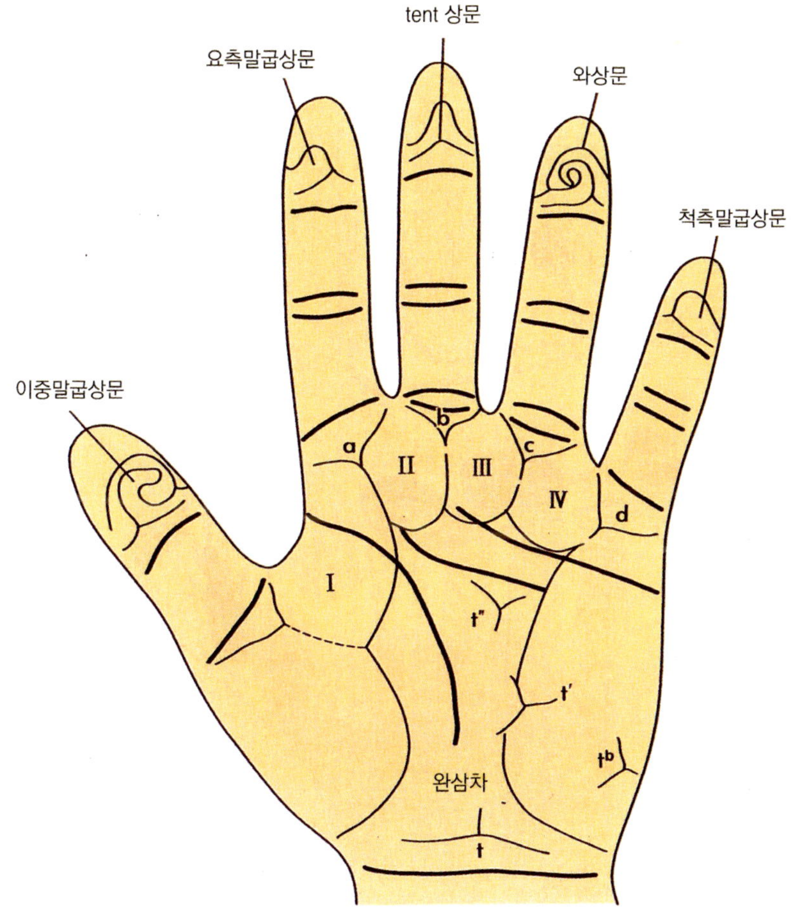

그림 19. 수지 장문(掌紋, 지문(指紋))

피부는 모낭과 지방선을 가지고 있다. 손등의 피부는 얇아서 피하의 정맥이나 건의 주행이 잘 보이고, 손등 피부의 많은 굵은 정맥들은 손으로 물건을 힘있게 잡으면 손바닥의 정맥혈 대부분이 손등을 통하여 신속히 근위부로 되돌아 간다.

손가락의 감각은 표면감각(superficial sensation)과 심부감각(deep sensation)으로 나눌 수 있으며, 표면감각에는 피부의 촉각, 통각 및 온도감각이 있고, 심부감각에는 근육, 건, 관절등이 관여하는 고유감각(proprioceptive sensation)이 포함된다. 손가락은 매우 민감한 감각을 가지고 있으므로, 어떤 물건을 쥐면 그 물건이 무엇인지 각각의 손가락으로부터 정확한 정보를 얻을 수 있다. 손가락 끝에는 그림 20에서와 같이,신경의 말단이 나뭇가지(수지樹脂)처럼 분지하는 자유 신경종말 이외에, Merkel's disc와 같이 말단이 넓어져 있는 신경종말, 그리고 Meissner소체와 Pacini소체와 같이 말단이 얇은 신경종말등 형태학적으로 세가지 종류가 있다. 유모(有毛)피부에 있는 Ruffini소체와 모낭포 신경섬유망은 손가락 끝에는 없다. 자유신경종말은 A-alpha섬유 및 C섬유의 신경종말로써 진피내에서부터 표피까지 존재하며, 통각과 온도 감각에 관여한다. Merkel's disc, Meissner소체는 모두A-betha섬유의 신경종말로서 촉각에 관여하고 있다. 촉각을 담당하고있는 수용기의 기능은 빠르게(quickly adapting receptor), 또는 느리게 반응하는 감각수용기로 나뉘어지며, 느린 감각수용기는 피부표면에 가해지는 압박자극에 대한 수용기이며, 손에 물건을 잡고 있는 동안에 이 자극을 뇌로 계속해서 보낸다. Meissner소체는 빠르게 반응하는 감각 수용기로서, 순간적인 자극 또는 손가락 피부표면을 음직이는 자극에 잘 반응하며, 피부 압박자극이 가해지는 바로 그 순간 반응을 보낸 후 급속히 감소돼고, 단시간내에 전혀 반응하지 않는다. 그러나 자극이 제거되는 순간에는 다시 제거되었다는 반응을 보낸다. 이 빠른 감각수용기는 순간적인 자극 또는 파리나 모기가 앉을 때와 같이 피부표면을 음직이는 자극에 잘 반응한다. Pacini소체도 빠른 감각수용기로서 Meissner소체 보다도 민감하여 피부에 가해진 높은 진동수의 자극 또는 개미가 피부위를 지나가거나 하는 빨리 음직이는

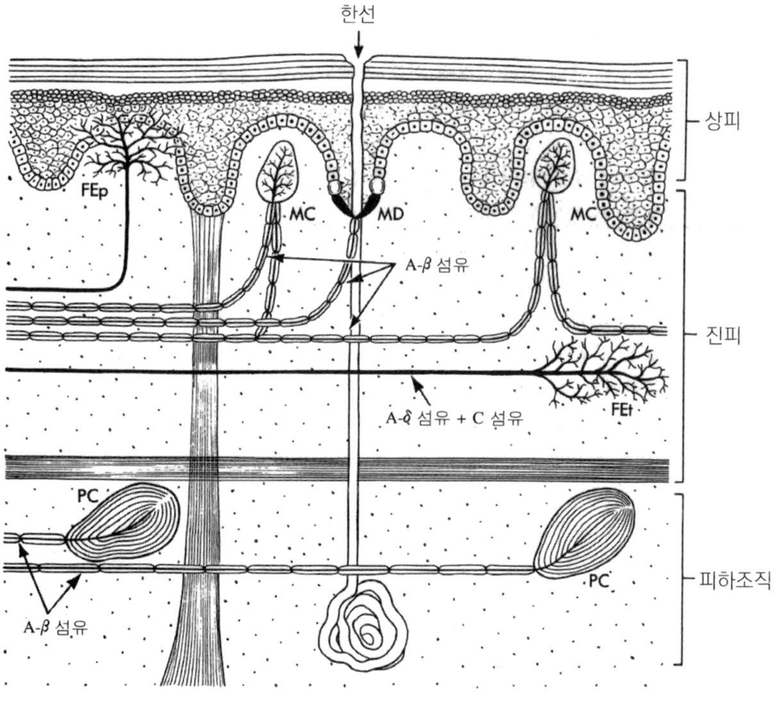

그림 20. 손끝의 피부와 신경 종말 (Yasuo Ueba)
MC : Meissner corpuscle, MD : Merkel dics
PC : Pacinian corpuscle
FEP : Free nerve ending for pain (자유 신경종말-동통)
FET : Free nerve ending for temperature
(자유 신경종말-온도)

자극에 잘 반응하며, 또 손가락 끝을 빨리 음직이면서 옷감이 얇고 두터운지, 보드랍고 투박한지 그 결을 알 수 있다.

손가락 신경에는 약 2.500개의 지각 신경섬유가 주행하고 있으며, 그 중 A-alpha섬유의 약 36%가 느린 감각 신경섬유이며, 나머지가 빠른 신경섬유라 생각된다(그림 20).

손톱은 원위지골의 배측에 있는 표피의 각질이 비후해진 것이다. 손톱의 근위부는 피부로 덮혀 있고(nail root), 피부에 덮히지 않은 통상의 손톱을 조갑(nail plate)이라 하며, 조갑 근위부의 반달모양의 백색부위는 반월(lunula)이라 한다. 손톱 양측의 조직은 손톱주위(paronichyum)라 하여 여자들의 손톱손질후 염증이 잘 생기며, 손톱뿌리의 심부조직을 조모(爪母, germanitive or germinal matrix)라 하며, 조모는 손톱의 재생에 불가결하다(그림

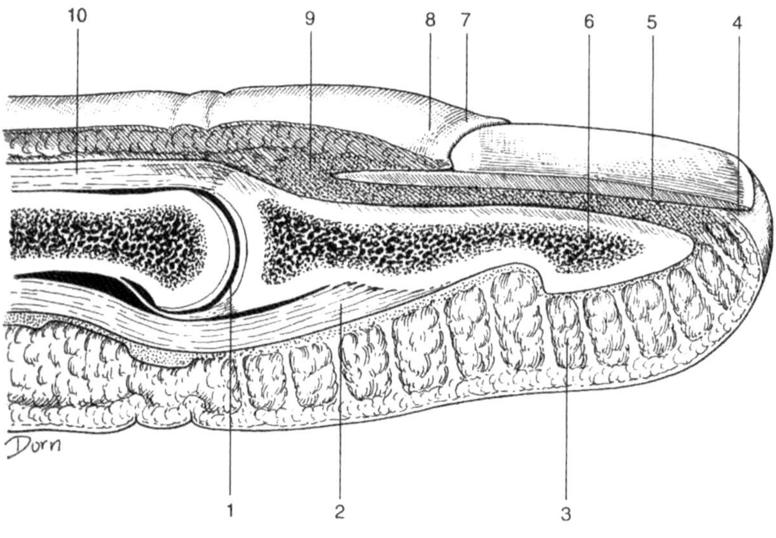

그림 21. 손가락 끝과 손톱.
1. 원위지 관절 2. 심층 굴곡건 4. hyponychium
6. 원위 지골 7. eponychium 9. nail bed (germanitive)
10. 수지 신전 건

21). 손톱은 여러 가지 질환에서 다양한 변형을 보이는데, 예를 들면, 손톱의 완전 결손(onychomadesis, 성홍열, 매독), 손톱의 비후(onychauxis, 반복된 외상, 신경염, 나병), 숟가락모양 손톱(spoon nail, koilonychia, 외상, 영양실조, 저혈색소성 빈혈, 갑상선 기능부전), 반투명하여 손톱의 윗부분이 위로 올라가는 계란껍질모양의 손톱(eggshell nail, 매독)등이 있을 수 있고, 그 외 반월의 확대는 사지의 이영양증(異營養症, dystrophy)에 동반되어 나타나기도 하며, 손톱가운데 옆으로 달리는 백색의 선, 소위 미선(Mee's line)은 호츠킨씨 병, 비소 중독이나 고열 후 나타난다.

4. 손목(완관절, 수근관절)의 구조와 기능

손목의 수근골(carpal bones)은 8개이며, 4관절을 포함한다. 원위 요-척 관절(distal radio-ulnar joint), 요-수근 관절(radio-carpal joint), 중수근 관절(mid-carpal joint)과 수근-중수간 관절(carpo-metacarpal joint)이며, 수근골은 상하 4개씩의 뼈로, 2열로 배열되어 있다. 근위열은 주상골(scaphoid), 월상골(lunate), 삼각골(triquetrum)로 구성되며 그외 두상골(pisiform)은 척 수근 굴근(flexor carpi ulnaris)이 붙으며 근위열의 기능적 뼈는 아니다. 원위열은 대다각골(대능형골, trapezium), 소다각골(소능형골, trapezoid), 유두골(capitate), 유구골(hamate)로 구성된다. 중수근 관절은 근위와 원위 수근열사이에서 타원형의 관절면을 형성한다. 특이하게도 주상골은 상하 수근골의 가운데인 중수근 관절에 걸쳐 있으며, 근위열과 원위열 사이에서 골 결합(osseous link)를 형성하기 때문에 손목의 기능에서 독특한 위치를 차지하여, 골절 등 손목손상의 빈도가 가장 많다(그림 22와 23).

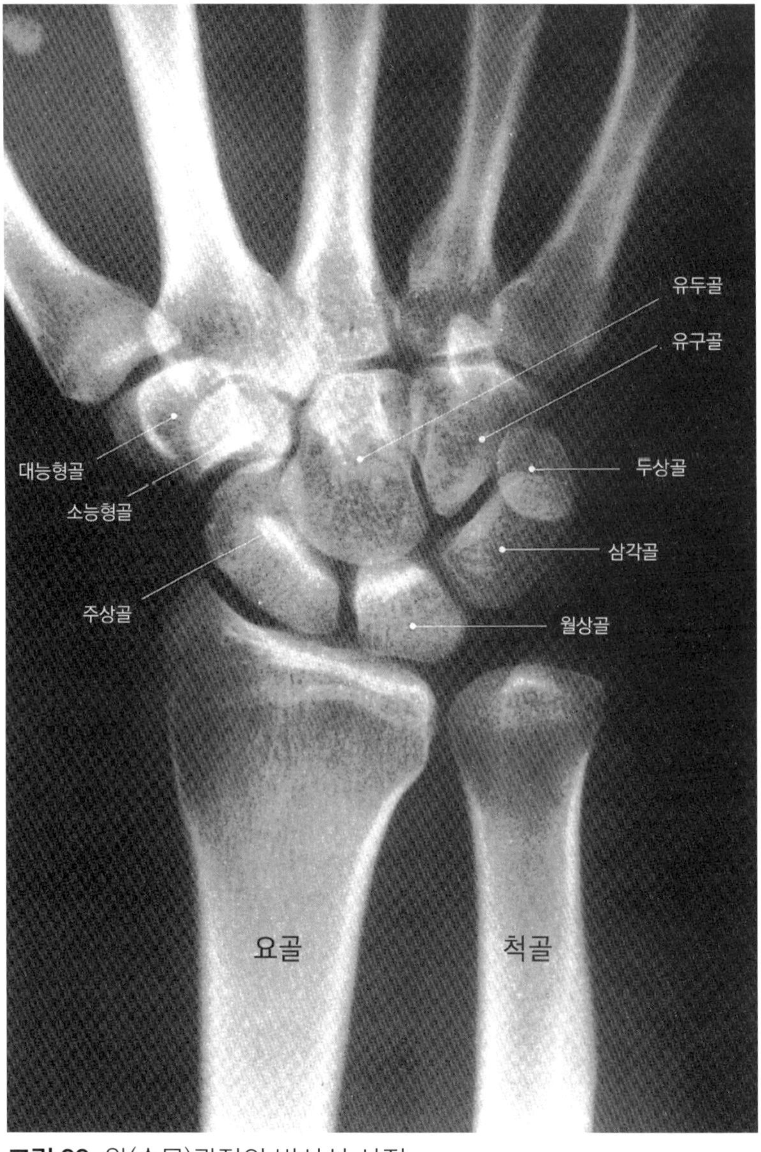

그림 22. 완(손목)관절의 방사선 사진

1) 완관절 인대(Wrist ligaments)

① 수장 인대(palmar capsular ligment)

요골쪽에서 부착된 인대와 척골 쪽 부착인대로 나누어 생각할 수 있다. 요골 부착부분의 위치에 따라 외측에서부터 요골-주상골 인대(radio-scaphiod ligament), 요골-유두골 인대(radio-capitate ligament), 요골-삼각골 인대(radio-triquetrum ligament), 요골-월상골 인대(radio-lunate ligament), 요골-주상-월상골 인대(radio-scaphoido-lunate ligament)로 구성되어 있다. 이중 요골-삼각골인대는 43.8 %의 빈도로 출현한다. 요골-월상골인대는 수장 요골-수근골 인대 중 가장 두껍고 넓다.

척골쪽에 부착된 인대는 외측에서부터 척골-요골 인대(ulno-radial ligament), 척골-월상골 인대(ulno-lunate ligament), 척골-유두골 인대(ulno-capitate ligament), 척골-삼각골 인대(ulno-triquetrum ligament), 척골-주상골 인대(ulno-scaphoid ligament)로 구성되어 있다. 수장 척골쪽 수근골 인대에서 가장

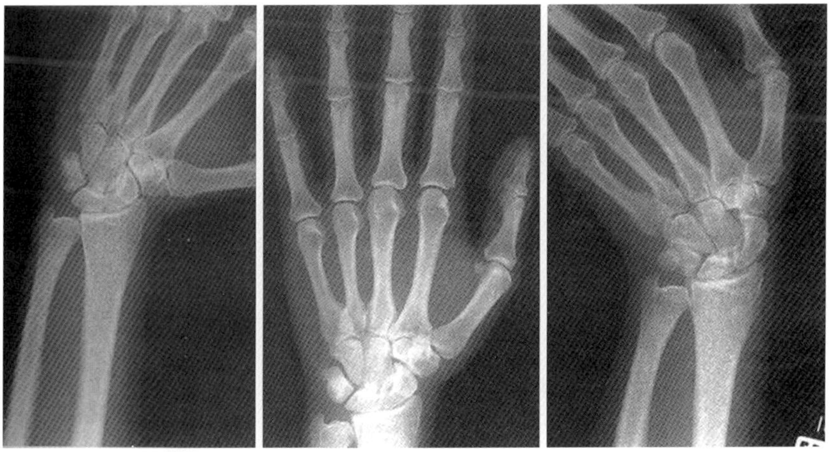

그림 23. 수근관절(손목, 완)의 측방운동시 근위 수근열(proximal carpal bones)의 이동.

변이가 심한 인대는 척골-유두인대로 출현빈도는 59.4%이다. Taleisnik 이 기술한 V ligament (혹은 deltoid arcuate ligament)를 형성하는 구조는 요골-주상골 인대(radio-scaphoid ligament)와 유골-유두골 인대(radio-capitate ligament) 그리고, 척골-유두골 인대(ulno-capitate ligament)이며, 이중 요골-유두골 인대와 척골-유두골 인대가 이루는 큰 V자 모양과 요골-월상골 인대와 월상-삼각골 인대(lunato-triquetrum ligament)가 이루는 작은 V자 모양사이에 형성되는 공간이 Poirier 공간(space of Poirier)이고, 이곳은 수근골 근위열과 원위열사이의 수장 수근 막(palmar wrist capsule)의 요골-주상-유두인대(radio-scapho-capitate ligament)와 장 요월상 인대(long radio-lunate ligament)사이의 인대구(ligamentous sulcus)와 연속성을 가지고 있어, 손목 관절 중 생역학적으로 가장 약한 부분이 된다.

② 배측 인대(dorsal capsular ligaments)

배측 수근 인대는 배측 요골-수근골 인대(dorsal carpal ligament)와 배측 수근골-사이 인대(dorsal intercarpal ligament)로 구성되어 있다. 배측 수근인대의 구조는 수장인대의 구조보다 단순하고 변이가 적다. 이중 배측 요골-수근골 인대는 요-수근 관절의 부가적인 안정장치로서 중요한 역할을 한다.

③ 골간 인대(Interosseous ligaments)

손목을 형성하는 8개 수근골 중 각각의 뼈는 강한 골간 인대에 의해서 인접한 뼈에 견고하고 안전하게 고정되어 있다. 원위열의 골간 인대는 임상적으로 좀처럼 끊어지지 않는다. 근위열의 골간 인대는 주상-월상골간 인대(scapho-lunate interosseous ligaments)와 삼각-월상골간 인대(triquetro-lunate interosseous ligaments)를 포함하며, C 모양이다. 이들 인대는 근위열의 세 개의 뼈 각각의 바닥쪽 등쪽, 그리고 근위부에 붙어있고, 원위쪽 중수근 관절(mid-carpal joint)로 열려있다. 따라서 정상적인 중수근 관절의 관절조영술은 세 개의 뼈사이로 조영제(contrast medium)가 조영된다. Mayfield Logan 등은 이들 골간 인대의 장력(stress-strain test)을 사체들에서 측정하여 주상-월상골간 인대는 232.6±10.9N(52.3±2.5Ibs), 그리고 삼각-월상골간 인대는 353.7± 69.2N(79.5±15.6Ibs)에서 끊어지며, 상기 2개의 인대는 장력이 가해지는 상황 하에 원래 길이의 50%에서 100%까지 늘어날 수 있다.

사체에서의 수장측 요골-수근 인대(palmar radio-carpal ligaments)의 장력은 요골-주상골-유두인대(radio-scapho-capitate ligament)가 151±30N(33.9±6.7Ibs), 장 요골-월상골-인대(long radio-lunate ligament)는 107.2±14.8N(24.1±3.3Ibs)에서 끊어짐을 보여준다. 인대는 끊어지기 전에 대략 30%정도 늘어난다. 그러므로 근위열의 골간 인대는 검사된 어떠한 수근관절 인대(capsular ligament)보다 더 강하고 탄력성이 있다.

④ 삼각 섬유 연골 복합체 (Triangular fibro-cartilagenous complex, TFCC)

삼각 섬유 연골 복합체는 원위 요-척골 관절의 안성정에 주된 역할을 한다. 이것은 원위 요골의 내측면에 단단히 부착되어 있으면서 척골 경상돌기 주위로 종지하여 요골-수근관절로부터 척골 경상돌기를 완전히 분리시킨다. 삼각 섬유 연골 복합체는 수장측 척골-수근골 인대의 기시부위가 되고 배측 및 수장 측 요골-척골 인대와 점차적으로 합쳐진다(원위 요골-척골간 관절의 생역학 참조).

⑤ 건(Tendons)

손과 손목(수근관절)을 움직이는 근육-건 단위(musculotendinous units)는 주관절에서 시작하여 중수골에서 끝난다. 손목의 근위 수근열에는 어떤 근육도 붙지 않는다. 일차 굴근(primary flexors)은 요-수근 굴근(flexors carpi radialis)과 척수근 굴근(flexor carpi ulnaris)이다. 일차 신근(primary extensors)은 장 요-수근 신근(extensor carpi radialis longus)과 단 요-수근 신근(extensor carpi radialis brevis)이다. 일차 요측 변위근(primary radial deviator)은 장 무지 내전근(abductor pollicis longus)이고, 일차 척측 변위근(primary ulnar deviator)은 척-수근 신근(extensor carpi ulnaris)이다. 이들 건들이 모두 중수골에 붙고 수근-중수간 관절(carpo-metacrpal joint)은 상대적으로 덜 움직이는(immobile) 관절이기 때문에 수근 관절 중 근위열은 중간단계(intercalated segment) 로서 작용한다. 또한 수근관절에 작용하는 운동근들은 수근골의 변연쪽에 위치하고 있어 작용 지렛대역할을 높여주므로 수근관절 운동에 대한 효과를 극대화 시킨다.

2) 손목(수근관절)의 운동학(Kinematics)

지난 70년동안 두가지 이론(row theory와 column theory)이 손목의 운동역학을 설명하는데 이용되어 왔으며, 이중

열(列)이론(row theory)에 따르면 수근관절의 뼈는 근위열과 원위열의 두열로 배열되어 있다는 것이며, Navarro에 의한 기둥 이론(column theory)에 따르면 수근관절은 세개의 기둥(columns), 즉, 요골측 기둥(radial column(scaphoid, trapezium, trapezoid)), 중앙 기둥(central column(lunate, capitate)), 척골측 기둥(ulnar column(triquetrum, hamate))으로 설명되며(그림 22), row theory가 수근관절의 기능을 더 명확히 설명한다. 정상 수근관절에서 전체 운동범위(total arc of motion)는 평균 150°(신전 70°, 굴곡 80°)이고, 전체 운동범위의 절반은 중-수근 관절(mid-carpal joint)에서 일어나고 나머지 반은 요-수근관절(radio-carpal joint)에서 일어난다. 손목의 중립 위에서 완전 신전 위로 할 때 운동의 66%는 요-수근관절에서 일어나고 33%는 중-수근 관절에서 일어나며, 중립위에서 완전 굴곡위로 굴곡할 때 운동의 60%는 중-수근 관절에서 일어나고 40%는 요-수근관절에서 일어난다. 이와 같이 중-수근관절과 요-수근 관절은 운동량이 서로 다르게 기여할 뿐만 아니라, 수근관절이 요측(radial, 운동범위 20도)과 척측 변위(ulnar deviation, 운동범위 40도)사이에서 움직일 때 수근골들은 다른 방향의 운동이 일어난다. 즉 수근관절이 요측에서 척측변위로 움직일 때 근위열은 굴곡에서 신전의 위치로 회전하며, 반면 수근관절의 척측에서 요측 변위로 움직일 때 근위열은 신전에서 굴곡의 위치로 회전한다. 이것이 일어나는 기전은 완전히 밝혀지지는 않았지만 대부분의 학자들은 수근골의 해부학적 모양(geometry), 수근골 인대들의 강도차이(ligamentous restraints), 원위 수근열을 통해 작용하는 수근관절 운동근들(wrist motors)의 조합이라고 생각한다. Linscheid와 Dobyns는 요측 변위시에 대다각골(대능형골, trapezium)과 소다각골(소능형골, trapezoid)에 의한 주상골의 원위 극(distal pole)에 미치는 압력이 주상골(scaphoid)의 굴곡을 야기시킨다고 하였다. 이 굴곡력은 주상골-월상골간 인대(scapho-lunate interosseous ligament)를 통해 월상골(lunate)에, 삼각-월상골간 인대(triquetro-lunate interosseous ligament)를 통해 삼각골(triquetrum)에 전달되고 따라서 근위열의 굴곡을 야기시킨다. 척측변위(ulnar deviation)시에는 주상골-대다각골 인대(scaphotrapezial ligament)에 작용하는 장력에 의해서 주상골이 신전되면서 반대의 상황이 일어난다. Weber 등은 삼각-유구 관절(triquetrohamate articulation)의 회전나사 형태모양(helicoidal shape)이 원위열이 척측 변위를 하는 동안 배측으로 위치를 바꾸고, 이어서 근위열의 배측면에 압력을 가해 신전시키며, 요측 변위시에는 원위열이 수장쪽으로 위치를 바꾸고 이어서 근위열의 수장측면에 압력을 가해 굴곡을 야기시킨다. 정확한 기전이 무엇이든간에 정상적으로 두 수근열사이에서는 예측 가능한 양의 섬세한 운동(smooth, synchronous motion)이 있다. 수근관절의 전체 운동범위에서 유두골(capitate), 소다각골(소능형골, trapezoid), 그리고 유구골(hamate)사이에서는 9°이하의 운동이 있다. 수근관절이 완전 요측 변위에서 완전 척측 변위로 움직일 때 주상골과 월상골사이에서는 10°±3°, 삼각골과 월상골사이에서는 14°±6°의 운동이 있다. 수근관절이 완전 굴곡에서 완전 신전으로 움직일 때 주상골과 월상골사이에서는

25°±15°, 삼각골과 월상골 사이에서는 18°±2°의 운동이 있다. 이러한 자료는 사체 연구에서 밝혀졌기에 생체에서의 실제 수치는 더 클 수 있다. 부분적으로 이러한 사체 연구에 기초를 두고 근위 수근 열은 원위열과 요-삼각 섬유연골 복합체(radius-triangular fibrocartilage complex)사이에서 가변의 결합구조(variable geometry)를 가진 삽입된 분절(intercalated segment)로서 작용한다고 할 수 있다.

수근관절 주위의 손상중 가장 흔히 발생되는 월상골 주위 탈구(Mayfield's perilunate dislocation)는 일련의 연속되는 4단계 변형의 결과로 비롯된다. 즉 약한 외력(저 에너지)에 의한 수근관절 주위의 좌상(sprain or strain)은 수근골 인대의 긴장이나 부분파열을 유발(stage 1)하게 되지만, 이러한 긴장이 과도해지는 경우에는 유두골(capitate)이 주상골과 월상골사이의 골간인대를 완전히 파열(stage 2)시키게 된다. 수근골에 작용하게 되는 큰 힘(고 에너지 힘)은 수근골 골절을 유발하거나 내재 혹은 외재 수근골 인대(intrinsic or extrinsic ligament)의 파열(stage 3)로 나타나고, 아주 심할 경우에는 손목의 골절-탈구 혹은 월상골 주위 탈구(stage 4)의 형태로 나타나게 된다.

수근관절의 측면에서 보았을 때 정상적으로 원위 요골과 월상골, 그리고 유두골의 축은 일직선상에 놓이게 되고 주상골은 이 축에 대해 평균 47°의 월상골-주상골 간 각을 형성한다. 주상골은 수근관절의 불안정성에 일종의 축대역할을 하는데, 수근관절에 압박하중이 가해지면, 신전되게 된다. 이 두 수근골에 의해 월상골은 동적 균형을 이루고 있는데 이 균형이 파괴되는 상황, 즉, 주상골

골절이나 골간인대의 파열등으로 수근골의 불안정이 초래되게 되는 것이다. 따라서, 주상-월상골 인대 파열이나 전위를 동반한 주상골 골절이 있을 때는 월상-주상골간 각도가 47°를 초과하는 손목의 배측 불안정(DISI 변형, dorsal intercalated segmental instability)을 유발하게 되고, 월상-삼각골인대 파열등은 47° 미만의 손목의 장측 불안정(VISI 변형, volar intercalated segmental instability)을 초래하게 된다.

3) 손목 힘의 전달(Wrist force transmission)

최근의 몇가지 연구는 손목(수근골) 사이에서의 힘의 전달을 양적으로 측정코자 load cells, pressure-sensitive film, 그리고 사체등을 이용하여 정상적인 인체가 아닌 비정상적 상황에서의 자료를 만들어 냈다. Palmar 와 Werner는 손목이 중립위치(neutral position)에 있는 온전한 사체 수근관절에서 전체 축성하중(axial loading)의 82%는 요골에 의해서, 18%는 척골에 의해서 전달됨을 밝혔다. 만약 척골두가 절제되거나 삼각 섬유연골 복합체(triangular fibro-cartilage complex)가 제거되면 척골에 가해지는 축부하는 각각 0 또는 5%이하로 감소한다. 또 요-삼각 섬유연골 복합체(radio-triangular fibro-cartilage complex)의 접촉면을 연구했던 Viegas등은 23Ibs(10kg)의 가벼운 부하에서는 요골 관절면의 단지 20%만이 근위열의 골과 접촉하였고 46Ibs(21kg) 또는 그 이상의 무거운 부하에서는 접촉면이 최고 40%까지 증가하고 더 이상은 증가하지 않았고, 또한 정상적으로 요골 부하의 60%는 주상골 면(scaphoid facet)에 가해지고, 40%는 월상골 면(lunate facet)에 가해짐을 발견했다. Hori 등과, Viegas 등은 중수근 관절에서의 부하 분포를 계산하여, 전체 축 부하(total axial load)의 31%가 주상-대다각(대능형)-소다각(소능형) 관절(scaphoid-trapezium-trapezoid joint)을 통해 전달됨을 보고했다[주상-월상 관절(scapho-lunate joint)19%, 유두-월상 관절(capito-lunate joint)29%, 삼각-유구 관절(triquetro-hamate joint)21%].

4. 원위 요골-척골 관절의 생체역학 (Biomechanics of distal radio-ulnar joint)

1) 해부학

원위 요-척관절은 그림 22에서와 같이 복잡한 해부학적 구조를 가진 원위 손목관절의 일부분이며, 완관절과 수부의 회전(회내전 및 회외전)을 가능하게 하여준다. 그 회내전 및 회외전의 장축은 근위 요-척 관절의 주관절 주위의 요골두와 완관절 주위의 척골두의 와(fovea)를 통과한다. 척골두는 약 200도의 호(arc)를 가진 관절연골로 덮힌 불룩(conical 혹은 hemicylindrical)한 관절면이다. 그 모양은 다양하며 손목에서의 척골두(경상돌기)의 길이(ulnar variance)에 의해 영향을 받는다. 척골 경상돌기는 손목의 후내측으로 돌출된 구조물로 인대(ulno-triquetral lig.) 와 삼각 섬유 복합체(TFC)가 부착하며, 와(fovea)에는 혈관이 관통하고 후 요측으로(dorsoradially) 척-완-신건(extensor carpi ulnaris)이 통과하는 홈(groove)이 있다.

요골 원위단의 sigmoid notch 는 척골두를 위하여 낮게 함몰된

관절면으로, 그 곡면의 반경은 척골두의 반경보다 약 절반이 더 크며(약 15mm), 그 호(arc)는 60도의 각도에 대한다. 반면 이와 접하는 척골두의 관절면의 호는 105도의 각도에 대한다.

요골과 척골을 결합시키는 구조물로는 근위부터 원위로 여러 인대(annular lig, interosseous membrane, TFC, dorsal & radioulnar lig.)가 있다. Palmer 와 Werner는 원위 요골과 척측 수근골을 달려있게 하는 인대 및 연골 구조물을 삼각섬유인대 복합체(triangular fibrocartilage complex, TFCC)라 이름하였으며, 잘 발달되지는 않았으나 여러 인대들(dorsal and volar radioulnar lig. ulnar collateral lig., meniscus homolog, articular disc, extensor carpi ulnaris sheath)이 포함된다 하였다. TFCC 는 완관절의 굴신, 그리고 전이(translation)운동을 위하여 두 전박골의 원위면을 통하여 손목이 안정된 회전운동을 하도록 한다.

2) 손목의 회전축(회내-회외전의 기전)

전박부와 완관절의 회전력(torque) 중, 회외전(supination)은 회외근과 이두박근이, 회내전(pronation)은 회내 근육들(pronator teres, pronator quadratus)이 일으키며, 회외전 력은 회내전력보다 15% 더 크다. 요-척 관절은 기능적으로나 기계적으로 손목과 연결되어 있어, 상호작용 없이는 기능할 수 없으며, 전박부의 회전은 원위 요골과 수부가 척골두에 대하여 원위 요-척관절에서 150도까지 이루어진다. 주관절과 완관절의 상하 두 개의 요-척 관절은 회전축을 연장하였을 때 서로 일치하여야 하며, 회내-회외전의 경첩을 이루는 직선을 따라야하고, 주관절에서의 요골두와 완관절에서의 척골골두의 중심을 지나게 된다.

Linscheid는 회전이 증가하면서 두 전박골 사이의 순간적인 회전축은 약간씩 움직이며, 척골을 고정하였다고 가정하였을 때의 회전축은 요골골두의 중심에서 척골골두로 통과한다고 하였다.

손목의 원위 요-척관절에서 sigmoid notch 의 곡면의 반경은 척골두의 반경보다 크므로 첩촉면은 비교적 작으며, 회내-회외축에 대하여 수직선을 그었을 때 척골 원위 관절면(ulnar pole)의 원위단과 같은 수준이면 정상 척골 변형(normal ulnar variance), 짧으면 minus variance, 더 길면 plus variance 라고 한다. Minus variance 는 1-6mm 짧고, plus variance 는 1-5mm 정도 길며, 정상적으로는 대개 2mm plus에서 4mm minus 사이에 분포하고 variance 가 클수록 여러 병변이 많이 발생한다. 이러한 척골 변형의 임상적 중요성은 완관절을 통과하는 축성 압박력의 분포에 관계된다. 즉 이미 언급하였듯이 손목에 가해지는 축성 압력(axial loading)중 80%의 힘은 요-수근 관절(radio-carpal joint)을 통하여 전달되며, 20%가 척-수근 관절(ulno-carpal joint)로 전달되나, minus variant 에서는 요골두에 전달되는 힘이 감소하고 plus variant 에서는 증가한다. Palmer 와 Werner 는 손목의 삼각 섬유인대(TFC)의 천공(perforation)과 월상골 연화(lunatomalacia, ulnar impaction syndrome)가 ulnar plus variant와, 그리고 월상골 골괴사(Kienböeck 질환)는 ulnar minus variance와 관계가 있어, 상대적인 척골 길이의 미세한 변화도 완관절의 축성 하중 분포에 큰 변화를 일으킨다 하였다. 척골두에 전달되는 힘은 삼각 섬유인대를 통하여 전달되며, 삼각 섬유인대의 중심 섬유연골부는 인접 요골의 관절연골과 물리적 성질이 틀리고 압박에 대하여 쉽게 변형이 일어나 찢어지기 쉬우며 손목 동통의 흔한 원인이 된다.즉 삼각 섬유 인대는 positive ulnar variance 에서는 얇고, negative variance 에서는 두꺼운 경향이 있다.

Ulnar minus 의 완관절에서는 척골두에 힘이 잘 전달되지 않아, 요골의 관절면과 TFC의 사이에서 월상골을 통과하는 힘이 급격하게 증가하게 된다. 월상골과 삼각골 사이의 압력차이도 요척측 전위에서 변화하며, 이런 몇가지 문제로 인하여 월상골의 무혈성 괴사(Kienböck's disease), 손목 인대 이완(scapholounte dissociation, lunotriquetral dissociation), 삼각 섬유인대 파열 등이 잘 발생한다. 하지만 Taleisnik 은 척골두 절제후에도 Kienböck's disease 가 관찰되지 않았다 하였고, Mikic 은 노화현상으로 삼각 섬유인대 파열이나 월상골 연화(lunatomalacia, ulnar impaction syndrom)가 발생한다 하였다. Epner 는 ulnar variance 가 전박부의 회전, 완관절의 위치, 그리고 방사선 촬영기술에 의해 변할 수 있기 때문에 표준화된 방사선 촬영방법이 필요하다 하였다.

실제로 원위 요-척관절은 회전운동뿐 아니라 전박부 장축에 평행하게 피스톤 운동도 일어난다.

따라서 회내-회외전시 완전 회외전 상태에서 회내전을 시키면 척골두가 약 1-3mm 정도 길어지는 것 같이 보이며, 주먹을 세게 쥔다던지 완관절을 요측 전위 시키면 요골이 근위로 이동하고, 척측 전위 시키면 척골두를 누르게 된다.

3) 원위 요골-척골간 관절의 안정성(Distal radio-ulnar joint stability)

원위 요-척관절의 안정성은 관절의 모양, 주위 인대 및 근육에 의해 유지된다.

해부학적으로 척골 골두는 약 20도 가량 척골측 및 원위측으로 경사진 원위 요골의 sigmoid notch 와 관절면을 이루고 있다. 생체역학적으로는 척골 골두는 움직이지 않는 구조물이 아니라, 손목에서 전완의 회전에 따라 8-9° 측방이동과 함께, 전완의 회내시에는 후방-원위부 운동을, 그리고 회외시에는 전방-근위부 이동은 물론, 약간의 상하 piston 운동도 가능하다.

1987년 Crenshaw 는 원위 요-척골 관절에 안정을 부여하는 구조물들로는 척측 측방인대(ulnar coll.lig), 관절판(articular disc), 전후방 요-척관절 인대들 그리고 회내(pronator quadratus) 근육 등이라고 하였다. 또 Palmer와 Werner는 원위 요-척관절의 안정체중 삼각 섬유연골(TFC)이 가장 중요한데, 이 삼각 섬유연골은 관절판과 앞뒤의 원위 요-척관절인대 등으로 구성되어 있다고 하였다. 이들은 또한 완관절에 가해지는 축성압력의 18.4%가 원위 척골을 통하여 전완에서 수부로 전달되며, 삼각 섬유연골을 절제하면 약 6.2%의 축성압력이 감소되고, Darrach 술식에서와 같이 척골골두를 제거할 경우의 축성압력은 100% 원위 요골로 전달된다고 보고하였다. 즉 완관절에 가해지는 축성압력의 분포비율은 척골의 길이에 따라 변화되어 2.5mm 이상 척골단축이 있는 negative ulnar variance 라면 축성압력 중 95.7%가 원위 요골로 전달되고, 반대로 2.5mm 이상 척골 신장이 있는 positive ulnar variance라면 58.1%의 축성 압력만이 원위 요골로 이행된다고 하였다. 그 외 Brand 등은 정상성인에서 매일 완관절에 가해지는 평균 축성압력은 약 500kg 이상이라고 보고하였는데, 이상의 원위 요-척 관절에 대한 생체역학적인 연구들은 원위 요-척 관절이 완관절의 정상역할에 얼마나 중요한가를 알려준다고 하겠으며, 원위 척골 골두는 족관절에서 비골외과(lateral malleolus of fibula in ankle joint)의 역할을 한다고 보여진다.

원위 요골의 sigmoid notch 의 관절면(incisura)은 얕으며 원위 요-척 관절의 탈구에 저항하는 힘이 적기 때문에, 따라서 주위의 골간막과 삼각 섬유 인대(TFCC)와 같은 다른 원위 요-척관절의 구조물들이 손목 관절의 안정성에 아주 중요하다.
전후방 요-척 관절 인대는 일차적 안정성을 부여하며, 회내전시 전방인대가, 회외전시 후방인대가 장력을 받고 각각 척골두의 후방 그리고 전방 탈구를 방지한다. 요-척 관절 인대는 손목의 좌우 이동(axial radial translation)에는 잘 저항하지 못하나, 약 5mm까지 움직일 수 있다.

척-완인대(ulno-carpal lig.)는 삼각 섬유인대의 두 번째 중요한 구조물로 전방 척골-삼각골 인대, 전방 척골-월상골인대, TFC의 인대성분, 완관절 배부의 여섯째 구획의 섬유성 기저부, 그리고 연골판(meniscus)과 경상돌기의 골막의 연장으로 이루어진다. 이 중 세 개의 후자 구조물들을 척측 측부인대라고도 한다.

전박부 근육의 능동적 수축은 손목의 역동적 안정성(dynamic stability)을 부여한다. 즉 회내근(pronator quadratus)의 심층 근육(deep head)은 척골을 요골에 부착시키며, 표층 근육(superficial head)은 회내전(pronation)시 척골을 누른다.

반면 척-완 신근(extensor carpi ulnaris)은 회외전(supination)시 척골골두를 삼각골에 대하여 누르게 되며, 회내전시 척골골두에 약간의 압력을 가한다. 척-완 굴근(flexor carpi ulnaris)은 벽을 밀때와 같이 어떤 저항에 대하여 손이 고정되어 있을때만 척골골두를 누르게 된다.

4) 전완부 요골-척골의 결합(Means of radio-ulnar union)

전완부 요골-척골은 해부학에서 살펴본 바와 같이 근위 요-척 관절의 환상 인대(annular ligament), 골간막(interosseous membrance), 원위 요-척 관절의 삼각인대로 결합되어 있다. 골간막은 요골과 척골 사이를 서로 비껴지르는 사선의 섬유들로 이루어짐으로써, 두 전박골간의 횡적 그리고 종적 기계적 결합이 가능하게 한다. 회내전시에는 그 자체가 척골 주위를 감싸게 되고 골간막에 부착되어 있는 근육들과 함께 척골을 요골 후방에 유지시키며, 척골골두의 후방 아탈구를 방지한다.

삼각인대(TFC)는 원위 요-척 관절의 지지물로서 뿐만 아니라 요-척 관절에 대한 관절면을 제공하며, 이 두 관절 사이에서 연골판(meniscus)의 기능을 발휘한다. 양면이 오목하고 간혹 천공이 되어 있기도 하며, 전연과 후연은 두꺼운 섬유대로 강화되어 있다. 기저부는 1~2mm의 두께로 요골의 척골와의 원위연에 부착되고 척골와와 더불어 척골골두를 위한 공간을 제공한다.

원위 요골골절(Colles' fracture)에서와 같이 외측방 외력을 받을 때 그 힘은 삼각 섬유 인대(TFC)를 통하여 척골 경상돌기에 전달되며, 그 척골 경상돌기의 기저부에 골절이 일어나게 되고(Gerald-Marchand fracture), 혹은 완 관절의 내측 측부인대에 심한 손상을 주게 된다.

삼각인대는 회내-회외전을 통하여 척골두의 원위면을 자동차 창문 브러쉬(wind-shield wiper)와 같이 움직이게 되며, 척골측 부착부위가 중심에 위치하지 않으므로 회전하면서 그 장력이 계속 변하고, 가장 접촉면(congruence)이 좋은 위치에서 장력이 최대가 된다("colse-packed position of MacConail").

요약하면, 전완부의 최대 회내전 및 회외전에서, 삼각 섬유 인대는 이완되고, 골간막은 긴장하며, 전후방 원위 요골-척골 인대는 큰 영향을 받지 않는다. 반면 접촉면(congruence)이 좋은 최대 안정위치(neutral resting position)에서는 삼각 섬유 인대가 긴장하고 골간막이 이완된다.

제 3 장

손과 두뇌의 결합(結合)

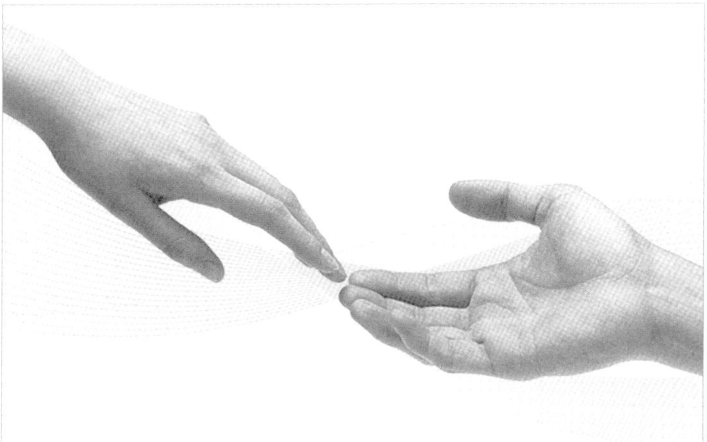

비디오 아트의 거장 "백남준"의 제자인 미국 미디어 아티스트 "토니 아워슬러(Tony Ousler 55)"는 스마트폰으로 모든 일상생활이 가능하고, 과거와 현대의 모든 지식은 물론 미래의 인류모습까지 예측이 가능한 현재, 그는 100만년후의 인간은 첨단 과학기술의 발달로 육체는 퇴화되고, 반면 뇌의 발달로 인한 비대한 얼굴과 손, 그리고 종족번식을 위한 성기만이 남을 것이라 추측한다. 어쩌면 그 시대엔 인간은 기계의 "애완동물"쯤으로 예속되어 취급받게 될지도 모르지만, 그래도 인간의 뇌(腦)와 손만은 영원할 것이라는 것이다.

일상생활에서 우리의 손은 손 사용시 운동기능과 감각기능을 따로 사용하지 않고 함께 사용한다. 예를 들면, 물이 든 종이 컵을 잡을 때 종이컵이 찌그러 지지 않토록, 또 컵이 미끄러져 떨어지지 않토록 컵에 있는 물의 양에 따라 힘을 무의식적으로 조절한다. 즉 우리는 종이컵을 잡는 순간에 손은 그 감각기능을 사용하여, 컵의 딱딱함과 무거움을 인식할 뿐 아니라 컵 표면의 거침과 온도를 알고, 그 정보를 바로 뇌로 전달한다. 그러면 여기에서 통합된 정보에 기초하여 수축하거나 이완되어야 하는 손의 근육이 결정되는 것이다. 결국 손의 운동기능과 지각기능은 척추와 대뇌피질을 포함한 중추신경계를 통하여 끊임없이 서로 조절되고 통합되어 완전한 손의 기능을 발휘하며, 이러한 손의 운동 기능은 연습량에 비례하여 손 운동의 크기, 속도, 치밀함, 내구성등이 변화되고 뇌에 각인된다. 손이 없는 대뇌나, 대뇌 없는 손은 작동할 수도 존재할 수도 없는 것이다.

또한 손은 말로 하는 언어인 동시에, 방향을 지시하거나 욕구등을 표현하고, 어둠속에서도 물건을 촉지하여 알아낼 수 있는 감각적 언어이다. 즉 손가락의 위치나 모양에 의한 의지의 표현 전달은 예로부터 많이 사용되어 왔으며, 예컨대, 엄지손가락을 세워 일등(一等)임을 표시하거나, 새끼손가락은 귀여운 것을 의미하며, 경마장 혹은 수산시장에서 복잡한 손가락의 형태를 조합시켜 숫자를 표현하고, 또 농아자 사이에서의 수화(手話)는 손의 형태기능이 가장 유효하게 사용되고 있는 일례들이다. 따라서 정상적인 아이들은 자라면서 외부 세계의 물건과 사건을 표현하는 기호, 즉 쓰거나 말로 할 수 있는 단어들이 있다는 것을 배운다. 그리고 이러한 기호들을 습득함에 따라 더 많은 것을 경험하고, 생각을 발전시키고, 자신이 이해한 것을 다른 사람과 나눌수 있다는 것을 깨닫는다. 이런 인식은 언어습득이나 바깥 세상과의 시각적, 청각적, 촉각적 접촉과 같은 일상의 평범한 과정 속에서 점차 발전한다. 우리는 매일같이 눈으로 보고, 귀로 듣고 있으므로 이러한 과정을 당연하게 여긴다. 때문에 대부분의 사람들은 시각적, 청각적 기호, 즉 손이나 말을 사용한 의사소통이 얼마나 일상에 귀중한 것인가를 전혀 의식하지 못한다.

이제 시각과 청각을 모두 잃어 정상적 의사소통과 인식능력을 잃은 어린시절 헬렌 켈러를 생각해보자. 1880년 6월 27일 미국 앨라배마주 터스컴비아에서 태어난 헬렌 켈러는 처음에는 다른 아기들과 같이 정상적으로 성장했다. 그러나 태어난 지 19개월이 되었을 때 헬렌은 심한 뇌막염을 앓게 되었고, 시각과 청각을 모두 잃고 말았다. 일곱 살 때 까지 헬렌은 먹고 마시고 싶다는 최소한의 원초적 욕구를 표현하기 위한 몸짓 외엔 가능한 것이 없었으나, 안네 설리번과 같은 천재적인 선생님을 만났고, 설리번은 헬렌에게 사물을 만져 보게 하면서 동시에 그 사물의 이름을 손바닥에 적어주는 교육방법, 예를 들면 수저를 쥐어주고 손바닥에 spoon을, 공을 쥐어주고 ball을 써주는 식의 감각과 두뇌의 병합교육을 사용했고, 2개월이 지났을 때 헬렌은 200개가 넘는 단어를 익혔으며, 3개월이 지난 후부터는 편지를 썼다. 그렇게 몇 년이 지난 뒤 루이 브라유 Louis Brailles가 고안한 점자(點字)는 헬렌에게 책을 읽게 하면서, 후두의 떨림을 통해 자신의 음성의 울림을 알아차리는 것을 배웠고, 나중에는 소리 내 말할 수 있게 되었다. 래드클리프 대학에 입학한 최초의 맹인 여성이었던 헬렌은 나중에는 작가가 되었다. 헬렌 켈러는 1937년 7월 12일 비서 톰슨양과 함께, 우리나라에 처음 방문하였고, 당시 "귀먹어리요 장님이요, 또 벙어리인 삼중 고통의 성녀"라고 일반에게 알려진 헬렌이 내한하여 비서 톰슨양을 통하여 손가락의 진동(vibration)과 교환되는 신호어조가 자유로이 표현됨에 우리나라 국민들은 놀랐고, 그녀는 유창한 지화술(指話術)로 "장애인에 대한 의무 교육을 통해 건전한 시민의 일원이 되도록 해야 한다."고 강조했다(1937년 7월 13일 자 조선일보). 결국 손은 눈과 귀가 없는 헬렌에게 있어서 언어의 '발신자'이자 '수신자'였으며, 외부 세계를 이해하는 가장 중요한 문(門)이었고, 촉각은 구체적인 대상들, 그리고 언어와 같은 추상적 대상들을 경험할 수 있게 하는 수단이었다.

'츠지 노부유키(18세, 맹아)', 2012년 봄, 세계청소년 피아노 경연대회에서 우승한 후 '텍사스의 음악기적'을 일으켰다고 전 세계 음악계가 극찬 하였던 그는, James Colon 지휘자와의 대담에서 "태어날 때부터 앞을 볼 수 없었던 나는 두 살 때부터 건반을 건성 두들기며 놀던 중 헌신적인 '유키 요코하마' 선생님을 만나 음악에 눈을 떴다. 피아노 연주는 남의 연주를 흉내 내는 것이 아니고 자기만의 음악을 재창출해 나가는 것이며, 연주 중간 중간에 2-3

박자를 잠시 쉬고 다시 건반을 누를 때 다른 연주자들은 지휘자의 지휘봉 움직임을 보게 되는데, 보지 못하는 나는 대신 남보다 뛰어난 청각으로 지휘자의 숨소리를 듣고 나만의 음악감을 표현하게 되었습니다."라며, 예민한 손과 청각, 두뇌가 어우러진 음악세계를 연주하였다.

헬렌과 노부유키의 예를 통하여 손과 청각 또는 시각이 지닌 훌륭한 운동능력과 감지 능력에 대해 알게 되었지만, 정상인인 우리는 실제 생활에서 끊임없이 손을 사용하면서도 그런 능력을 당연하게 여긴다. 그래서 손의 움직임 배후에 작용하는 뇌를 통한 복잡한 생리적 메커니즘도 전혀 의식하지 못하는 것이다. 결국 이러한 관찰을 통해 우리는 손의 기능이 두뇌-우리의 인식능력과 활동능력을 관장하는 독보적인 기관으로, 인류의 문화발전을 이뤄냈다는-기능과 밀접하게 연관되어 있음을 알게 된 것이며, 이들 두 기관은 진화사적으로 볼 때도 긴밀한 상호 의존관계를 맺고 있다. 과거에는, 대뇌의 발달이 손의 기능을 발달시킨다고 생각하였으나, 지금은 그 반대로 손의 사용이 오히려 대뇌피질을 현저히 발달시킨다고 한다. 즉 손의 발달에 의하여 대뇌가 크게 발달하는 것이다. 인간의 뇌는 침판지의 뇌보다 4배정도 그 용적이 크다. 손의 발달이 대뇌 발달에 크게 관여한다는 사실은, 그림 25의 "대뇌에 있어서 손의 영역(homunculus)"에서와 같이, 대뇌 피질의 운동영역과 체성감각에서 손이 차지하는 영역의 넓이를 보면 충분히 이해할 수 있다. 손의 기능을 향상시키기 위해서는 학습이나 훈련을 통해 손과 뇌의 관계를 끈임없이 강화시켜야 한다. 손의 정교한 운동은, 대뇌피질외에 소뇌나 시상을 중심으로하는 중추신경계의 피드백의 반복에 의하여 점차 정밀성이 향상된다. 피드백에는 근육이나 관절등의 운동기내에 있는 근방추나 관절고유 수용기를 거치는 "내 수용기 피드백"과, 시각, 청각, 촉각등 외계를 거치는 "외 수용기 피드백"이 있다. 어린이가 수저질을 배우거나, 글씨쓰는 법을 배우거나, 피아노 치는 것을 배우기 위해서는 내, 외 수용기 피드백 모두가 필요 불가결하다.

우리는 손으로 물체를 만지면, 촉각을 통한 두뇌의 작용으로 물체의 존재감은 물론 그 물체로 인한 주변 현실을 지각하게 된다. 다시 말하면 우리 몸에 가해지는 물리적 자극은 수용기관을 통해 탐지, 수용되며 각각의 신경조직의 보편적 언어로 바뀌어 두뇌로 전달된다. 시각은 특정한 파장의 전자파에 반응하는 망막세포가, 음파는 귓속에서 전기적 부하(負荷)로 바뀌어 전달된다. 후각과 미각은 화학적 자극을 감지하며, 촉각은 역학적 압력을 감지해 형태, 크기, 표면 성질에 대한 정보를 전달한다. 그래서 우리는 손에 들고 있는 물건에 대해 눈을 감고도 이 물건이 무엇인지 상세히 알 수 있는 것이다. 그렇다면 촉각에 의해 얻어진 정보는 어떻게 두뇌에 전달되는 것일까? 손바닥에 무수히 펴져있는 기계적 수용기는 서로 다른 기능을 담당하는 작은 세포 내지는 세포군으로 이루어져 있다. 이들 세포들은 압력을 받으면 변형되며, 물리적 변형이 다시 전기 화학적 반응으로 바뀌어 두뇌에 전달된다. 피부에는 온도나 고통을 지각하는 각기 다른 수용기(온도 수용기와 유해 수용기)들도 있으며, 이 모든 수용기들은 서로 다른 밀도로 인체의 모든 피부에 용도에 맞게, 많거나 적게 분포되어 있다. 물론 손만이 촉각을 갖고 있는 것은 아니다. 하지만 손이 지닌 촉각은 두 가지 측면에서 인간의 발달에 결정적인 역할을 했다. 첫째는 양적인 특성이다. 인체의 표면 중에서 촉각의 분포 밀도가 손과 손가락만큼 높은 곳은 없다. 따라서 손보다 발을 사용하여 점자책을 더 잘 읽는 시각장애인은 없다. 손에 배치된 수용기의 밀도는 신체의 다른 부분이나 동물들과 비교해 볼 때 현저히 크다. 둘째는 손동작의 정교함과 관련이 있다. 촉각은 정교하고 자율적인 손동작을 가능하게 하면서 인간에게 가장 중요한 도구가 되었다. 손에 압력을 가하면 피부의 수용기 세포에 물리적 변형이 발생하고, 이 모든 감각 수용기 세포들은 각각의 신경세포 섬유와 연결되어 있어 물리적 변형을 전기적 흥분으로 바꾸어 신경섬유에 전달한다. 전기적 흥분의 압력과 세기는 서로 비례하므로, 전기 화학적 자극이 충분히 강해지면 그에 따른 중추 신경계의 신경세포 섬유나 1차 감각성 또는 수용기 뉴런섬유 등이 흥분하게 된다. 신경 섬유의 종말(nerve ending)과 다음 신경세포의 연접 부위에는 시냅스(synapse) 가 있다. 전자 현미경으로 보면 시냅스는 시냅스 전 신경섬유의 꽃봉오리 모양의 종말, 세포들 사이의 갈라진 틈, 다음 세포의 시냅스 후섬유돌기로 이루어져 있다. 시냅스 간의 결합강도 변화는 신경세포 내부의 학습과정 및 정보처리 과정을 위한 중요한 토대가 되어 전달된 흥분을 뇌로 전달하게 된다(그림 24). 모든 감각성 조직은 일정한 자극에 적응한다. 그래서 피부에는 촉감에 반응하는 네 개의 서로 다른 수용기, 즉 촉각세포 Merkel's cell, 마이스너 소체 Meissner's corpuscle, 루피니 소체 Ruffini's corpuscle, 파치니 소체 Pacinian corpuscle가 있다. 이 중 유모(有毛, 털구멍) 피부에 보이는 Ruffini 소체와 모낭포 신경섬유망은 손가락 끝에는 존재하지 않는다. 이 수용기들에는 서로 다른 적응 속도를 갖는 섬유들이 연결되어 있어 빠르게 적응하는 섬유는 순간적인 변화에 반응하는 반면 느리게 적응하는 섬유는 자극의 지속시간보다 더 오랫동안 반응한다. 자극의 지속 시간은 느리게 적응하는 섬유를 통해, 그리고 자극의 시작과 끝은 빠르게 적응하는 섬유를 통해 전달된다(그림 20). 촉각세포의 섬유는 느리게 적응하며 비교적 작은 수용 영역을 갖고, 땀샘주위의 Ruffini소체 섬유 역시 느리게 적응하지만 좀더 넓은 수용 영역을 차지한다. Meissner소체와 Paccini소체는 모두 빠르게 적응하는 수용기 유형에 속하는데, Meissner소체는 작은 수용 영역, Paccini소체는 넓은 수용 영역을 갖는 차이가 있다. 이들 네 수용기는 서로 다른 창을 통해 피부 영역과 접촉하며 부분적으로만 서로 간섭한다. 또한 각 수용기만의 고유한 강점을 지니고 있어, 촉각세포는 개별적이지만 비교적 오랜시간의 압박에 잘 반응하고, Meissner소체는 살짝 건드리는 자극에, Ruffini소체는 보다 넓은 피부 영역에 작용하는

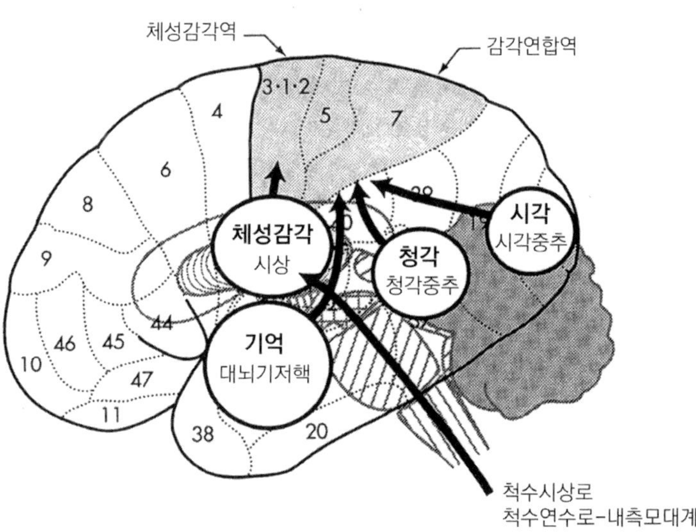

그림 24. 뇌에서의 손의 감각 인지

느린 자극에, Paccini소체는 진동과 같이 빠르게 변화하는 자극에 가장 잘 반응한다. 수용 영역이 작을수록 지각되는 자극의 밀도는 높아진다. 따라서 어떤 물체가 피부에 닿을 때 느껴지는 종합적 감각은 네 수용기의 공동 작업을 통해 얻어진다. 이러한 이와 같이 인간의 손의 촉각 감각은 궁극적 조절기관인 두뇌의 대뇌피질인 감각성 호문쿨로스(homunculus)에 까지 이른다(그림 25). 대뇌피질의 감각성 호문쿨루스에서 나타나는 비율의 대비를 보면 토끼는 얼굴과 주둥이가 가장 큰 비율로 나타나며, 그것은 얼굴과 주둥이가 토끼에게는 주변 환경을 인식할 수 있는 가장 중요한 도구이기 때문이다. 인간의 경우 촉각 수용기가 가장 밀접해 있는 신체 부위는 얼굴과 손이다. 손가락 끝으로는 3밀리미터 간격의 점들도 구별할 수 있다. 하지만 신체의 다른 부위는 손가락 촉각 능력의 10퍼센트에도 미치지 못한다(그림 25). 태아기의 성장 장애로 손가락들이 서로 붙어버리는 합지증(合指症, Syndactyly))이라는 기형 손이 발생하면 태아의 손가락이 서로 분리되지 않아 심한

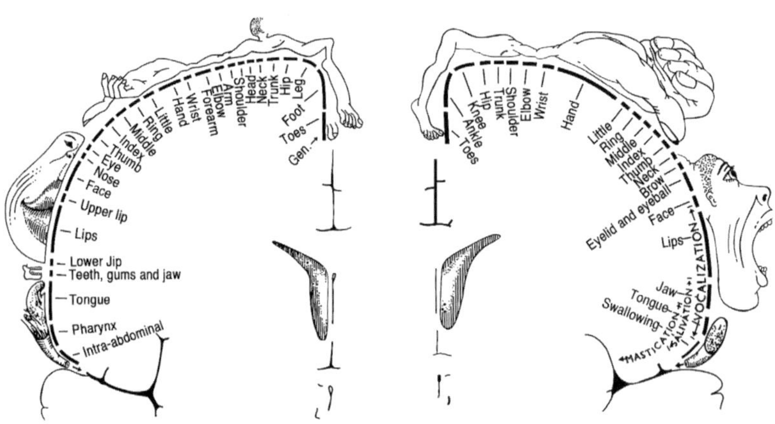

그림 25. 대뇌에 있어서 손의 영역(Homunculus)

경우 손가락이 야구 포수의 글로브처럼 모두 달라붙어 주먹을 쥔 것처럼(mitt hand) 된다. 이 병에 걸린 아이의 감각성 호문쿨루스에서 손 영역을 관찰하면 건강한 정상손을 가진 아이의 것보다 훨씬 작게 나타나지만, 이런 아이가 5~7세의 적당한 나이에 손가락을 서로 분리해 정상적인 손의 형태를 되찾아주는 시술을 받은 후 아이의 두뇌피질 영역에 있는 손가락의 표시 영역이 확장되어 원래의 정상적 크기로 바뀐다고 한다. 인간의 두뇌와 몸 세포들의 손상 시 회복과 재생능력은 가히 신비롭기만 하다.

손과 뇌의 연결성을 한마디로 설명하기는 어렵다. 다만 뇌와 관련된 손의 운동만을 간략하게 설명하면, 그림 24에서와 같이, 하지의 운동은 대개 반사(反射)운동에 의존하나, 상지 특히 손의 운동은 수의(隨意)운동에 의하는 경우가 많다. 손의 수의운동은 대뇌 피질 중심부에 있는 제4 운동영역(area 4)에서 지배된다. 손의 섬세한 운동은 대뇌피질의 작용에 의하여 의욕, 기억, 창조력등에 깊히 관여하기 때문에, 수(手) 작업시에는 항상 손에 주의를 집중시켜야 하는 반면, 머릿속으로는 딴 생각을 하면서도 보행이 가능한 하지의 반사운동과는 약간 다르다. 그러나 손이 원만한 수의운동을 하려면 무의식적인 운동조절이나 반사운동도 중요한데, 무의식적 손의 운동은 주로 추체외로계(extrapyramidal tract)의 제 6 운동전영역(area 6)에서 통제되며 수의운동중 반사성 손 운동을 담당한다. 예컨데, 영화에 몰입되 있으면서 팝콘을 손으로 집어 무의식적으로 계속 입에 넣는 행위등은 대표적인 손의 반사 행동의 예이다. 그러나 무엇보다도, 대뇌피질의 운동영역 (area 4)은 손의 운동을 수행함에 있어서 가장 중요한 부분으로, 이 운동영역에 큰 영향을 주는 주된 것으로는 의지(意志), 정동(情動), 감각(感覺)등이 있으며, 특히 감정의 동향(情動), 예컨대, 하고자 하는 목적의식이 뚜렷한 의지적 행동을 하거나, 감정이 매우 고조되어 손이 떨리는 경우나, 매우 긴장하여 손이 생각과 같이 움직이질 않는 감정의 변화들도 손의 음직임을 지배한다. 따라서 이들 영역들은 필기나 섬세한 공작등의 복잡하고 계통적인 운동을 원활히 할 수 있게 하므로, 대뇌피질 중 운동영역(area 4)이 손상되면 하고자하는 의지적 수의운동이 불가능하고, 운동전영역 (area 6)이 손상되면 강한 운동장해가 일어나서 말을 하지못하거나 더듬게 되는 실어증(失語症, apraxia)이 일어나거나, 운동의 의미가 이해되지 않아 숙달된 동작을 할 수 없게 된다. 또한 손 작업의 정보는 언제나 대뇌피질의 감각영역에 전해져 손의 운동을 적절히 통제하는데, 예컨대 필기를 할때는 감각적으로 시각이 강하게 작용하며, 피아노나 바이올린을 연주할 때는 청각이 보다 강하게 작용하게 된다.

그외에도, 피아노를 능숙하게 연주하거나 컴퓨터를 빨리 두드리기 위하여는 손의 반복적인 숙련운동이 필요한데, 숙련동작의 형성에는 대뇌피질은 물론 소뇌(小腦)나 시상(視床, hypothalamus)이 중요한 역할을 한다. 소뇌반구는 영장류의 직립보행 진화와 더불어 현저히 발달되었고, 소뇌의 90%를 차지하며, 대뇌피질 연합영역과 강하게 결합되어 몸이나 손의 균형유지에 극히 중요한 수의운동의 실행계획을 세우는 부위이며, 이 부위의 피질은 많은 수상돌기를 가진 Purkinje세포 이외에 과립세포, 바스켓세포, 성상세포등 여러 특징과 다양한 기능을 갖는 세포들이 있어, 몸의 균형조절은 물론 다양하고도 숙련된 손동작을 위해 대단히 많은 정보처리를 한다.

제 4 장
오른손잡이, 왼손잡이, 양손잡이

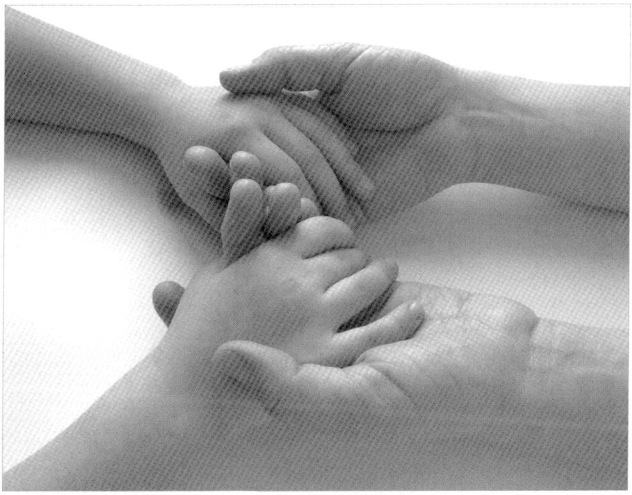

어느 손을 보다 더 잘 선호하여 사용하는가(handedness) 하는 것은, 양 손 중 어느 손이 더 섬세한 운동 기능을 수행하는가 하는 인간의 특수 속성이다. 통계에 따르면 인류의 80%내외가 오른손잡이이며, 10%내외가 왼손잡이, 그리고 양손을 골고루 다 잘 사용하는 진정한 양손잡이(ambidexterity)는 극히 드물며, 형편에 따라 양손을 번갈아 사용하는, 예컨대 글씨는 왼손으로 잘 쓰지만 연장사용이나 악수하기, 공 던지기 등은 오른손으로 하거나 하는 복합 양손잡이(mixed handed person)가 약 2-4%정도라 한다(Hardyck 과 Petrenoxich 1977).

손을 사용하는 것(handiwork)과 말하는 것(speaking)은 매우 섬세한 운동 기능이여서, 많은 열량 소비를 요하며, 따라서 언어 중추가 뇌의 왼쪽에, 그리고 한쪽 뇌는 반대편 육체를 조정, 보완하고 있기에, 오른손 잡이의 왼쪽 두뇌 반구(left brain hemisphere)는 오른쪽 두뇌 반구보다 크고 원활한 발달을 보인다. Santrock(2008)은 왼손잡이의 50%에서 양측 두뇌 반구가 다 발달되어 있다고 하는데, 이러한 근거는 오른손잡이가 왼손까지도 잘 사용하는것 보다는, 왼손잡이가 양손을 더 잘 쓰는 경우가 많은데, 결국 왼손잡이가 양측 두뇌 반구의 사용이 많아, 운동을 잘하거나 천재가 많다거나 학문적 성취도가 높을 것이라는 추측을 하게 한다.

1998년의 국제 통계적 자료에 의하면 성인 전체의 7-10% 가량이 왼손잡이라고 하며, 왼손잡이는 여자보다 남자에 많고(Raymond 등 1996), 일란성 쌍둥이, 간질과 같은 유전적 결함(Schacter 등 1995), 다운증후군(Batheja 와 Mcmanus 1995), 자폐증과 정신지체아(Grouios 등 1999), 글을 잘 읽지 못하는 난독증을 갖고 있는 사람들에서 왼손잡이가 많다는 보고가 있다. 왼손잡이의 발현에는 유전성향이 있을 수 있는데, 왼손잡이가 된다는 것은 뇌의 비대칭성에 기인한 것으로 뇌의 우측 대뇌 반구가 우성일 때, 반 시계 방향의 머리가마 회전 방향을 갖는 사람, 그 외 정신분열증과 같은 정신병을 일으킬 수 있는 LRRTM1 이라는 유전자가 왼손잡이가 되는 유전자이기도 한데, 대부분 어머니쪽의 모계에서 증상발현이 억제되므로 왼손잡이가 정신분열증에 더 걸릴 염려는 없다(분자 정신학 2007). 또 사회생활 중 왼손잡이는 알콜 중독에 걸릴 확률이 오른손잡이에 비해 약간 높은데, 이는 정신학적으로 어린시절에 왼손잡이를 오른손잡이로 강제 교정시키면, 소심하고, 자기 표현력이 부족한 내성적 성격이 되고, 특히 왼손잡이가 술을 마시면 알콜과 같은 중독성 물질이 왼손잡이의 우성대뇌인 우측 뇌를 자극하는데, 인간의 우측 뇌는 중독성물질에 대한 저항력이 낮기 때문에, 왼손잡이가 알콜 중독에 걸릴 확률이 높다고 한다(Daniel 2009).

반대로 왼손잡이가 유전된다는 사실을 부인하는 학자들도 많으며, 최근에는 출산시 산모와 아이가 받는 출산 스트레스나 산모의 영양 결핍이 심하면 산모에게 남성 호르몬인 테스토스테론 분비가 많아지고, 왼손잡이 출산율이 높아진다는 보고도 있다(Watkin 1995).

왼손잡이의 사회생활 환경은 참 어렵다. 필기하는 방향, 교통법규, 예절, 사회 식생활 및 도구사용 등 인구의 1/10정도의 소수 왼손잡이들에게는 불편한 점이 이루 말할 수 없으며, 오른손잡이 위주의 사회문화 생활에서 스트레스를 받으며, 고립감을 느끼기 쉽고, 사회적 통념에서 차별은 물론 좋지 않은 존재로 까지 여겨지기도 해서, 난독증이나 주의력 결핍, 행동과 학습장해 그 외 극단적으로는 불안하고 반사회적일 수도 있다고 한다.

특히 사회용품 중 대부분이 오른손잡이 위주여서, 가위나 수도꼭지, 심지어 골프용품까지 왼손잡이에게는 불편하기 이를 때 없어, 머그컵도 왼손잡이가 잡으면 그림이 안쪽으로 보이도록 디자인되어 있고, 특히 전철표 대는곳과 출입구가 다르며, 악수하거나 혁대의 단추구멍, 키타 등 악기의 손 위치, 화장실 물누르기, 왼손으로 글씨 쓸 때 글씨를 지우게 되는 등 불편한 점이 많다. 이러한 사회생활의 불편은 순수한 왼손잡이가 양손잡이로 어린이가 성장하면서 서서히 변화하는 이유가 될 수 있다.

현재는 왼손잡이용 물품을 파는 왼손잡이 전문매장이 있고, 미국 학교에서는 소수 왼손잡이 학생을 위한 수십가지 왼손잡이 학용품 등을 제공해 준다. 2011년 월드컵 야구에 출전한 한국선수 24명 중 10명이 왼손잡이였다.

인간을 다른 생명체들과 구분되는 독특한 존재로 만들어주는 것은 연장의 사용, 언어, 문화, 감정이입 능력, 자아성찰 능력, 등 수많은 갑론을박이 있을 수 있다. 그러나 대부분의 특징 역시 인간과 다른 동물간의 원칙적인 차이점은 아니며, 인간 고유의 특성으로 즐겨 언급되는 것들이 다른 동물들에게도 많이 나타나며, 다만 인간과 동물을 구분 짓는 가장 큰 특성은 무엇보다도 유전적인 오른손잡이 성향이다.

이제까지의 어느 시대 어느 문화권에서든 한결같이 전체 인간의 80~90퍼센트는 오른손잡이였으며, 다른 어떤 동물에게도 이런 정도의 형태적 비대칭이 나타난 예는 없어, 우리 사회에서는 오른손잡이와 왼손잡이의 문제, 뇌기능의 비대칭적 발달의 문제, 그로 인한 언어와 지각의 문제 등, 예컨대 왼손잡이 아이를 임의적으로 오른손잡이나 양손잡이로 바꾸었을 때 생기는 문제는 무엇일까? 왼손잡이는 개성과 창의력, 혹은 수명에 있어서 오른손잡이와 차이를 보이는가? 왼손잡이는 문제가 있는 두뇌를 가졌는가? 잘 쓰지 않던 다른 쪽 손을 열심히 사용하면 두뇌 기능의 잠재력이 더 활성화 될 것인가? 하는 많은 의문점이 나타난다.

사람이 특정한 손을 선호하는 것은 명백한 행태적 비대칭의 문제로써, 두뇌 활동의 결과이며, 실제로 어느 쪽 손잡이든 간에 양손의 능력 차이는 그리 크지 않다.

양손 중 어느쪽의 활동능력이 더 뛰어난가를 기준으로 보면 대부분의 사람들이 오른손을 택하였고, 왼손의 능력이 더 뛰어나거나 양손의 능력이 같은 것으로 나타난 사람들은 능력 분포도에서도 역시 극소수에 불과하다. 손사용의 편중성은 그것이 지닌 역사적, 문화적인 차원과 관련이 있으며, 대략 5,000년 전부터 지금까지 전 세계에서 만들어져 박물관에 수집, 전시되어 온 예술작품들을 보면 시대와 지역의 차이를 불문하고 모든 예술인들의 90퍼센트가 오른손잡이였다(Coren & Porc, 1977). 예술 작품은 그 민족, 그 시대에 담긴 문화적, 종교적 측면뿐만 아니라 일상 생활과 관련된 측면까지 드러낸다. 모든 문화권에서 오른손이 선하고, 강하고, 활동적이고, 깨끗하고, 고귀하고, 성스럽고 남자다운 손으로 여겨진 반면에, 왼손은 모든 측면에서 그 반대였다. 이런 선입견은 세계의 여러 언어에도 반영되어 나타난다. 거의 모든 언어에서 왼쪽을 뜻하는 단어는 부정적인 의미로 사용되어, 왼쪽links, 음험한 link,

서투른 linkisch, 비뚤어진 gauche, 음울한 sinister, 좌경 left sided idea 등을 예로 들 수 있고, 왼쪽을 긍정적으로 다루고 있는 격언이나 속담도 거의 찾아보기 힘들다. 이에 반해 오른쪽과 관련이 있는 단어들은 오른쪽, 올바른 recht, 능숙한 dexter, 올곧은 droit, 우경 right sided idea 등에서 볼 수 있듯이 항상 긍정적인 의미를 띤다.

그렇다면 손의 편중된 사용이란 대체 무엇을 말하는가? 많은 보고들이 그렇듯 우리 실생활에서 흔히 말하는 왼손잡이나 오른손잡이는 실제로 명확히 구분되지 않는다. 즉, 손사용의 선호도 조사에서 왼손잡이로 분류된 사람 전체와 오른손잡이로 분류된 사람의 25퍼센트가 어떤 특정한 활동을 할 때 평소 선호하지 않는다는 쪽 손이 더 뛰어난 능력을 발휘하였다. 그밖에도 어떤 특정한 행위를 할 때 한쪽 손은 속도가, 다른쪽 손은 정확도가 더 높은 경우도 있다. 예를 들어 가장 피로를 덜 느끼는 작업 환경을 선택하거나, 기계의 비상 스위치를 어느 손이 먼저 누르게 될 것인가를 대뇌피질과 연관시켜 보면, 첫 번째 예에서 우리는 어느쪽 손이 어떤 일을 더 효과적으로 할 수 있는가를 고려할 것이다. 장기적 효과의 숙련도를 고려해 어느 손이 더 오랫동안 편안하게 작업할 수 있는가가 중요하다. 이와 반대로 두 번째 경우는 긴급한 상황일 때 어느 쪽 손이 더 빨리 본능적으로 스위치를 잡고 돌릴수 있는가가 관건이다. 이렇게 볼 때 어느쪽 손을 선호하는 편중성 문제는 목적이 무엇이냐에 따라 달라질 수 있다는 사실이 분명하다. 이는 관찰되는 차이를 넘어서는 외부적인 힘의 작용이 존재하기 때문에, 손의 편중된 사용문제는 특정한 기능을 수행하는 실행기관으로서의 손보다는 손의 운동을 근복적으로 지배하는 신경조직 즉 뇌의 기능적 특성이 우선된다고 보여진다.

손사용의 편중성은 사회 보장 및 보험에서도 논란이 되곤 하는데, 독일에서는 외상(外傷)이나 상해로 손을 잃었을 때 그것이 어느 손이든 상관없이 모두 동일한 기준으로 똑같이 평가하고 보상한다. 단지 상해보험 관련법 내에서만 '사용하는 손'과 '보조하는 손'이 구분되어 있어서 오른손잡이의 왼손이 손상되었다면 구직 능력감소 기준표에 따라 보상금을 5~10퍼센트 적게 지급하고 있다. 하지만 늘 사용하던 손을 어떤 이유로든 더 이상 사용할 수 없게 되면 옷을 입거나 몸을 씻는 일과 같은 가장 일상적인 행위조차 제대로 하기 어렵다. 이런 점을 생각해 볼 때 손에 대한 장해율과 보상 평가는 좀더 세분화될 필요가 있지만, 늘 사용하던 손을 잃어버린 경우 다른 손이 비교적 빠른 속도로 빠른 시일내에 잃어버린 손의 기능을 습득하기 때문에, 보상문제는 나라마다 연령, 성(性), 직업의 숙련도 등을 고려하여 제각각이다. 예컨데 오른손 잡이인 유명 피아니스트의 오른손이 절단되었다면, 같은 연령층의 다른 직업을 가진 사람에 비해 그 장해정도가 보다 심각할 것은 자명하다.

어린아이의 발달과정에서 왼손잡이가 지능이 더 뛰어날 것이라는 사회 인식도 매우 흥미롭다. 아이들에게서 나타나는 손 사용의 특징은 지속적으로 오른손 잡이의 방향으로 진행한다. 그러나 4세까지의 아이들에게서는 특별히 어느쪽 손을 선호하지 않으며, 적어도 2세까지는 선호하는 손이 자주 바뀐다. 대부분의 아이들은 생후 4세가 지나야 전체의 85-90퍼센트에게서 손에 대한 선호 경향이 확실히 드러나며, 아이가 어느쪽 손잡이인가가 명확하게 확인되는 시점은 6세가 되어서이다. 이 연령이후까지 손의 사용에 분명한 편중성을 보이지 않는 나머지 10-15퍼센트의 아이들에게서 언어 장애 등 전형적인 발달 장애의 징후가 모두에서 나타난 것은 아니며, 아이들을 대상으로 한 발달 테스트에서 다른 아이들에 비해 더 낮은 점수를 받은 것은 오직 운동성 영역 뿐이다(Kuafman 등, 1978 / Tan, 1985). 그렇다면 손 사용의 편중성이 분명하게 자리잡지 않은 것이 아이의 신체적 발달이 부정적 영향을 미친다고 볼 수는 없다. 그러나 그림을 그릴 때 항상 한쪽 손만을 사용하는 경향과 지능 발달 사이에 관계가 있다는 연구 결과(Gottfried & Bathurst, 1983)는 남들보다 지능이 좀 더 빨리 발달한 아이가 손 사용의 편중성 역시 빨리 이루어졌기 때문으로 볼 수도 있고, 이런 관계가 뚜렷하게 나타나는 것은 통상 소아 연령층에서 남아보다 지능 발달이 빠른 여자아이들이란 사실이다. 자라면서 선호하는 손이 바뀐 경우도 여아가 남아보다 더 많다. 결국 건강하고 정상적인 아이들의 정신적 발달과 관련해서는 왼손잡이와 오른손잡이 사이에 아직까지 어떤 차이도 입증된 바 없으며, '독서곤란증'이나 '발달성 실독증(失讀症)'을 보이는 아이들의 연구에서도 손 사용의 편중성과 인지 능력의 발달 사이에 어떤 직접적 연관성도 없다는 것이 최근의 추세이다. 또한 보행장해와 같은 운동성 기능저하도 같은 연령층의 소아와 비교할때 통계적 의미가 있는 정도의 심각성은 없다.

그러나 출생 직후 뇌를 손상당한 아이들에게서 사용하는 손이 바뀌거나 언어 편중 현상이 자주 나타난다는 사실은 양손잡이 내지는 왼손잡이가 된 것이 어떤 병리적 원인과 관련되어 있을 수 있으며, 그외 알코올 중독, 정신분열증, 자폐증, 간질병, 불면증, 말더듬증,

학습능력과 집중력 장애, 면역 계통의 병, 조기 범죄 행위 등과 같은 다양한 장애 현상이 왼손잡이와 양손잡이가 많다는 조사도 있다. 이들 장애 현상의 가장 많이 추정되는 유전적 원인은 두뇌 왼쪽 반구의 발달 장애 또는 오른쪽 반구의 지나친 발달인 것으로 알려져 있다. 또 조기 분만이나 비정상적 분만으로 인한 뇌손상이 양손잡이, 병리적 왼손잡이, 뇌기능 비대칭 등의 현상을 초래할 수도 있고, 그 외 남성 호르몬 테스토스테론이 어린아이의 다양한 성장 시점에서의 분비 변화가 신체에 작용한 결과라는 것이다(Geschwind & Galaburda, 1984). 특히 이 이론은 동일한 호르몬에 의해 발생된 비정상적 두뇌 발달이 운동 감각, 음악, 지능의 영역에 뛰어난 능력을 가져다 줄 수도 있다는 결론이여서, 그렇다면 치료를 통해 병리 현상을 예방하려는 시도가 천재적 예술가나 학자 또는 스포츠 영웅의 탄생 가능성을 말살해 버릴 수도 있다는 얘기가 된다.

손의 편중성에 대한 연구 중 흥미로운 사실은 왼손잡이의 평균 수명에 관한 것이다. 브리티시 콜롬비아 대학의 스탠리 코렌 연구팀은 1993년 이래 10대부터 80대 까지 500여명을 대상으로 조사한 결과 나이가 많을수록 왼손잡이의 비율이 점점 떨어져, 10대에서 15퍼센트였던 왼손잡이의 비율은 80대로 가면 1퍼센트도 미치지 못한다. 나이든 세대의 경우 어린시절 엄격한 손교정 훈련으로 많은 왼손잡이들이 오른손잡이로 전환되었거나, 또 오른손잡이에 맞추어진 사회에 오랜 시간 적응하면서 자연스럽게 오른손잡이로 바뀐 사람들도 적지 않을 것이다. 하지만 대부분의 성공적인 손교정은 9세이하의 어린아이에게 나타나며, 여자아이의 교정 성공률은 80퍼센트 인데 반해서 남자아이는 60퍼센트에 불과하다. 9세 이후에 교정 성공률은 20퍼센트 이하로 급속히 떨어지며 성인의 교정 비율은 무시해도 좋을 수준이다. 그 밖에도 손을 교정한 사람이 전체 인구에서 차지하는 비율은 3-4퍼센트에 불과하다. 이 비율은 80대의 왼손잡이 비율과 더해서 계산해도 10대의 왼손잡이 비율인 15퍼센트에는 턱없이 모자라는 수준이다.

왼손잡이가 일찍 죽을 위험이 더 큰 이유에 관해서는, 통계에 따르면 알코올 중독자(특히 치료가 불가능한 중증 알코올 중독자)와 담배를 하루에 열 개비 이상 피우는 사람 중에는 왼손잡이의 비율이 훨씬 높았으며, 산모가 담배를 피울 경우 왼손잡이를 출산하는 비율도 훨씬 높게 나왔고, 미국의 사고 통계를 보면 왼손잡이가 저지른 사고 비율이 오른손잡이에 비해 높다. 어쩌면 왼손잡이는 사고를 잘 당할 운명을 타고 났을지도 모른다. 다만 피아니스트에서 가장 높은 비율로 나타나는 양손잡이의 수명은 양쪽 대뇌피질을 포괄하는 광범위한 뇌 신경세포의 발달로 건강하고 오래 산다는 보고도 있다.

직업에 따라 나타나는 오른손잡이와 왼손잡이의 비율 문제는, 특정한 스포츠 종목에 왼손잡이 선수가 많은 이유가 왼손잡이 선수가 특별한 운동 감각을 타고났기 때문인가, 아니면 왼손잡이 선수의 상대적 희귀성이 경기에 장점으로 작용하기 때문인가? 스포츠 종목에 왼손잡이의 비율이-특히 상대편이 있는 구기 종목의 경우-특히 높다는 사실을 근거로 일부 학자들은 왼손잡이들이 싸움에 유리한 조건을 타고났다는 주장을 제기했다(Raymond 등, 1996). 또한 이 장점 때문에 왼손잡이들이 살아남을 수 있어서, 모든 진화적 환경이 오른손잡이에게 유리한 형태로 전개되어 왔음에도 불구하고 왼손잡이들이 신석기 시대 이래로 꾸준히 10퍼센트 정도의 비율을 유지할 수 있었던 이유이기도 하다는 것이다.

9개 직업군을 대상으로 손 사용의 편중성을 조사한 결과(Schachter & Ransil 1996), 건축가와 변호사에게 왼손잡이의 비율이 가장 높게 나타났고, 외과의사, 수학자, 도서관 사서는 오른손잡이의 비율이 가장 높았다. 양손잡이의 비율이 가장 높게 나타난 직업은 피아니스트, 정신과 의사와 변호사였고, 가장 낮게 나타난 직업은 수학자와 도서관 사서였다. 특이한 것은 너무 많은 수의 왼손잡이가 건축가와 예술가 그룹에 포진해 있는데, 이러한 사실은 사람들로 하여금 왼손잡이들은 더 창조적이거나, 그들의 개성이나 사고 방식이 특이하다고 생각하게 만들었다.

손 사용과 언어 능력의 편중성 문제는 유전적 성향이 강하다. 부모가 모두 오른손잡이인 경우 자식이 왼손잡이로 태어날 확률은 2-10퍼센트이다. 부모 중 한사람이 왼손잡이면 이 확률은 17-20퍼센트로 올라가며, 어머니 쪽이 왼손잡이면 아버지 쪽일 때보다 확률이 두배로 높아진다. 부모가 모두 왼손잡이일 때의 확률은 매우 심한 차이를 보이며, 예전의 50퍼센트에서 최근 26퍼센트로 나와 있다. 또한 왼손잡이가 많이 나오는 집안이 있다는 사실은 최소한 유전적 영향이 존재한다는 것을 보여주는데, 영국 왕실의 빅토리아 여왕, 찰스왕자와 윌리암 왕자, 스코틀랜드의 커 일가 Clan Kerr를 꼽을 수 있다. 그래서 커 일가는 심지어 왼손잡이가 더 잘 방어할 수 있도록 자신들의 성을 만들었다고 하는데, 계단오르는 방향을 다른 일반적 성(成)과는 다르게 시계 반대 방향으로 만들어 왼손잡이 방어자가 칼싸움에 유리하도록 나선형 계단을 만들었다. 하지만 일란성 쌍둥이는 전체 염색체가 일치함에도 불구하고 손의 사용 방향이 서로 다르게 나타나기도 한다는 조사 결과는 설명이 쉽지 않고, 다만 일란성 쌍둥이의 왼손잡이 비율이 더 높다는 사실 - 약 20퍼센트로 10-12퍼센트인 평균보다 더 높다 - 은 매우 흥미롭다.

선호하는 손을 바꾸는 문제는 이제까지 한쪽에만 집중되었던 배움의 습관 때문에 처음에는 바꾸기가 어려울 것이다. 하지만 원천적으로 우리의 뇌는 학습 능력을 갖추고 있으며, 바꾼다고 해서 다른 쪽 뇌기능에 어떤 부정적 영향이 가해지는 것은 아니며, 심지어 글 쓰는 손을 바꾸면 언어나 사고 능력에 지장이 생긴다고 까지 생각하는 사람들도 있지만 전혀 사실 무근이다.

그러나 어린 아이들의 손의 사용을 꼭 바꾸어야 할 경우는 대뇌반구의 교차연결로의 수초 형성과정은 생후 10년 정도가 지나야 완료된다고 하니 이 이전의 어린아이라면 문제가 발생할 수도 있다. 하지만 다른 한편으로 어린아이의 두뇌는 성숙 과정의 유연성이 뛰어나기 때문에 이 문제를 스스로 해결할 수 있는데, 사고로 한쪽 팔이나 손을 잃은 아이들이 다른 손으로 글쓰기를 배우는데 아무런 문제가 없다는 사실이 이를 증명해 준다. 어린아이의 손 편중성을 임의로 바꾸려 할 때 아이들이 쉽게 납득하려 하지 않고, 게다가 이런 일을 강요 당한 어린아이가 자기는 이상한 아이로 낙인찍혔다고 잘못 생각하거나, 부모가 자신을 능력이 떨어지는 아이로 여긴다고 받아들일 경우 생겨 날 정신적 부작용 또한 적지 않을 것이다. 따라서 훈련은 아이에게 나타나는 거부반응을 관찰하면서 실시해야 한다. 명백한 병리적 원인이 없이 왼손잡이가 된 아이라면 손을 교정할 필요가 전혀 없다. 그런데도 교정을 시도하게 되면 정서적 심리적 문제를 일으킬 수 있으므로 아이에게 해가 될 뿐이다. 뇌손상이 의심된다면 그에 적합한 신경심리학적 검사를 받아, 운동 감각 능력과 인지 능력 사이에 문제가 있는 것이라면 교정을 고려해 볼 만하다. 하지만 이때에도 교정했을 때 얻게 되는 장점과 부작용, 극복 가능성 등을 모두 고려해 신중하게 결정해야 한다.

그러나 우리가 사는 세계가 편리함 위주이기 때문에 아직까지도 소수의 왼손잡이들은 불리함을 감수하며 생활해야 한다. 하지만 정말 심각한 문제는 사람들에게 다수를 정상과 같은 의미로 받아들이는 경향이 있고, 어린아이들도 이런 경향을 직감적으로 안다. 이런 현실을 고려할 때 손의 사용과 뇌기능 비대칭 문제 연구에서 정작 중요한 것은 학문적 성찰보다도 오히려 일반의 편견을 없에는 일일 것이다. 오늘날에는 더 이상 공공연하게 오른손잡이를 강요하지 않으며, 풀로(polo) 경기에서만 왼손의 사용을 금하고 있을 정도이다. 왼손잡이에 대한 편견도 이제는 별로 심하지 않은 듯 보이는데 이렇게 된 데에는 대중매체에 등장하는 많은 수의 왼손잡이들이 유명인사거나 스포츠 및 예술계에서 뛰어난 사람들이란 점도 적지 않게 작용했을 것이다.

* 왼손잡이의 별명, 사우스포(Southpaw)

사우스포는 미국 야구 경기에서 유래된 단어로, south 는 남쪽, paw는 짐승의 앞발을 의미하며, 사람의 왼쪽 손잡이를 비하하는 말이다. 태양은 남쪽으로 치우쳐 동쪽에서 서쪽으로 움직이므로, 대개의 야구 경기가 열리는 오후면, 포수가 있는 홈플레이트를 서쪽에 배치하면 타자는 투수가 던지는 공을 더 잘 볼 수 있게 된다.

따라서 투수가 서쪽 홈플레이트를 보게 되면, 공과 공을 잡은 투수의 손은 남쪽에 위치하게 되기 때문에, 남쪽 손을 지칭하는 사우스포라는 말이 생겨났다.

1980년대 미국 시카고의 스포츠기자 찰리 소모(Charley Somoe)가 왼손잡이 투수를 사우스포라고 쓰기 시작하여, 1985년 미국 스포팅라이프 잡지에 맨 처음 등장했고, 현재는 모든 왼손잡이들에게는 사우스포라는 별명이 생겼다.

* 세계의 유명 왼손잡이들

연구기관의 보고마다 약간의 차이는 있으나, 왼손잡이의 발현비율은 약 9% 내외이다. 이 비율은 아주 오랜 선사시대부터 변하지 않으며, 세계인구가 50억 훨씬 넘는 현재도 그 비율이 한결 같다는 사실은 놀랍다. 물론 예외도 있어, 아마존의 야노마미족은 23%의 왼손잡이가 존재하는 부족이여서 유전적 소인(素因)이 있는 듯 하며, 성경의 신,구약 통털어 손에 대한 구절이 1,600군데 나오는데, 왼손을 긍적적으로 표시한 곳은 구약 중 세군데에 불과하며, 나머지는 모두 오른손을 향한 찬사가 대부분이다. "오른손이 한 선행을 왼손이 모르게 하라".는 말부터, 왼쪽(left)이라는 말의 어원조차 로마시대에는 불길하고, 쓸모없다는 뜻으로 사용되었고, 오른쪽(right)은 올바르다는 뜻조차 가지고 있으니 더 억울한 일이다.

그러나 왼손잡이 중엔 탁월한 사람도 많아, 왼손잡이들의 보다 발달된 오른쪽 대뇌 반구는 좀더 창조적 생각(creative thought)을 많이 하는 곳이여서, 알버트 아인슈타인, 알렉산더 대왕, 쟌다크,

쥴리우스 시저, 레오나르도 다빈치, 마하트마 간디, 나폴레옹 보나파르트, 사업가로써 IBM 창업자인 Lou Gerstner, 소프트웨어 창시자인 빌게이트, 자동차왕 헨리포드, 미국 대통령 중 토마스 제퍼슨, 해리 투루만, 존F 케네디, 조지 부시 부자, 빌 클린턴, 버락 오바마 등, 또 Boy Scout 창시자인 Baden Powell, 최근 음악가인 폴 메카트니, 링고스타, 데이비드 보위, 그리고 TV나 영화계 스타들인 오페라 윈프리, 안젤리나 졸리, 쥴리아 로버츠, 부르스 윌리스, 또한 영국 왕실의 빅토리아 여왕, 찰스 왕자, 윌리암 왕자 등이 모두 왼손잡이다. 이쯤되면 왼손잡이는 천재성을 띤다는 설은 결코 허황되어 보이지 않는다.

반면 대부분 오른손잡이인 세상에서 왼손잡이는 예부터 생존하기가 어려웠을 터인데, 오른손잡이가 전쟁터에서 오른손에 칼, 왼손에 방패를 들어 왼쪽 가슴의 심장을 보호하기가 수월하였고, 왼손잡이는 그렇지 못하여 왼손잡이의 수효가 지금까지 9%내외라는 억지 가설도 있고, 특히 오른손 잡이에 맞게 고안된 모든 사회 물품들, 특히 가위, 카드, 기타 등의 악기들, 전철표 대는 곳, 글씨 쓸 때 글씨가 지워지는 경향, 수도꼭지, 머그컵 등의 사용이 힘들어 성인이 되면서 왼손잡이가 양손을 둘다 잘 쓰게 되는 양손잡이 (ambidexterity) 경향이 많다.

유색인으로는 최초의 2회 연속 미국 대통령인 버락 오바마는 왼손잡이지만 다른사람과 악수를 할때는 오른손을 이용하는 양손잡이이며, 우리나라의 유명 야구선수인 이승엽은 왼손 타자이지만 골프는 오른손용을 사용한다. 미국에서는 매년 8월 13일이 세계 왼손잡이의 날이다.

제 5 장

연주자와 예술인의 손

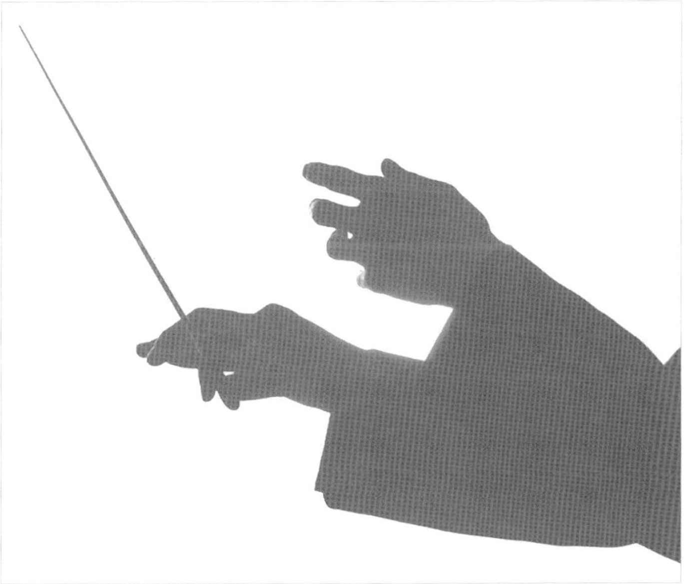

1. 연주자, 피아니스트의 손

뛰어난 피아니스트는 눈으로 따라갈 수 없을 만큼 빠른 속도로 건반을 두드리면서도 멋진 음악을 만들어낸다. 여자 피아니스트는 한손으로 최대 9개의 건반을, 남자는 10개의 건반을 한 octave에서 연주할수 있다(그림 26). 동물의 세계에서 가장 복잡하면서도 가장 완벽하게 조화를 이루며 행해지는 수의적(隨意的) 행위는 이러한 인간의 손과 손가락이 만들어내는 움직임이며, 뛰어난 피아니스트가 연주할 때의 기억력과 종합적 조합 능력은 다른 어떤 인간 활동도 뛰어넘을 수 없는 영역이다. 이제 "손이 지배하는 세상"(마틴 바인만)과 "음악가들의 의학적 문제"(Tubiana와 Amadio, Winspur와 Parry)에 기술된 연주자들의 오묘한 손놀림과 그 아픔을 일부 소개하고자 한다. 악기 연주자만이 갖는 고유한 특성인 손의 움직임을 통해 음악이 만들어질 때, 연주자의 손은 귀의 지배를 받는데, 귀는 공간적으로나 시간적으로 손에 비해 훨씬 더 우월한 감각조직이며, 귀 뒤에서 대뇌반구가 이 모두를 지배한다(그림 24).

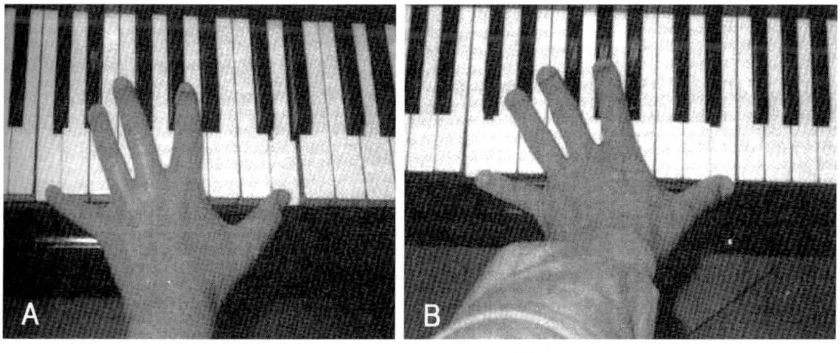

그림 26. 여자 피아니스트는 최대 9개의 건반**(A)**을, 남자는 10개의 건반을 한 Octave에서 연주할 수 있으나**(B)**, 손 인대와 관절에 과다한 지속적인 stress를 준다.

'손의 기적'은 수많은 사람들이 매일같이 행하는 특별한 것 없는 작업 과정 속에서 만들어진다. 예를 들어, 비서직에 종사하는 여성은 하루 8시간의 근무 시간 동안 평균 15만 번 정도 손가락을 움직인다. 1996년 기네스북에 실린 '손 세계 챔피언'에 대한 내용을 보면, 타자기 사용 신기록 보유자인 캐롤 포리스탈 발트숄라거는 '5분간 기계식 타자기 사용' 부문에서 1분당 176개의 단어를 쳤으며, 영어 단어 하나가 평균 4.2개의 알파벳으로 되어 있다고 할 때 그녀는 1분당 740자의 알파벳을 오타없이 친 셈이며, 초로 환산할 경우 1초당 12.3타를 친 것이다. PC 사용자를 포함하더라도 아직까지 이 기록은 깨지지 않고 있다. PC 자판 기록보유자인 미하일 체토프가 1993년에 수립한 기록은 5분 동안 795자, 그 외 손의 기록은, 뜨개질(1분당 111코)에서 우표 뜯어내기(1분당 358개)에 이르기까지 다양하다.

피아니스트인 시몬 바레레(Simon Barere)는 명곡 〈C장조 토카타〉를 단 4분 20초의 피아노 연주로 끝냈다. 이것을 환산하면 초당 24.1타 라는 계산이 나오는데 두드리려면 손과 팔의 근육조직은 400~600번의 운동작용을 해야 한다. 건반을 치는 횟수만 놓고 보더라도 바레레는 타자기 사용의 세계 챔피언을 훨씬 능가한다. 물론 피아니스트는 여러 개의 음을 동시에 연주할 수 있다는 점에서 컴퓨터나 타자기 자판을 두드리는 사람보다는 유리하다. 하지만 컴퓨터나 타자기는 단음만을 내는 악기와 같겠으나, 수많은 음표를 주어진 시공간적 범위 내에서 동시적으로, 그것도 양손이 서로 다른 음(音, tone)을, 또 음의 강도가 높거나 낮게 극히 정교하게 피아노를 연주하는 것은 대단히 어려운 일이다. 실제 연주에서 연주자는 화음의 음색을 조절할 때 더 큰소리를 내야 하는 손가락과 낮은 소리를 내는 손가락들 간에 적당한 시간차를 두고 두드린다. 그러기 위해서는 손가락 근육에 극히 세분화된 신경 자극이 전달되고, 이때 손가락 동작에 주어진 시간적 제한은 극도로 민감한 귀의 시간적 변별력에 의해 결정된다. 전문 연주자의 손동작이 지닌 정확도는 불과 수십분의 일초의 영역 안에서 정해진다. 전문적인 기악 연주에서 가장 중요하게 여기는 미학적 기준의 하나는 이어지는 음들을 일정한 시간적 간격을 두고 규칙적으로 연주하는 리듬의 정확성이며, 악기를 배우는 연주자의 귀와 손은 두뇌와의 상호작용을 통해 점점 더 섬세하게 발전한다.

1998년 6월, 미국 내셔널 심포니 오케스트라는 비엔나의 음악회관에서 앙드레 졸리베 Andre Jolvet의 〈타악기와 오케스트라를 위한 콘서트〉를 연주했다. 까다롭기로 유명한 비엔나 청중들은 솔로 연주자 에벌린 글레니 Evelyn Glinny 의 연주에 12분 동안 박수로 화답했다. 비엔나에서는 이런 일이 아주 흔한 일이어서 별 관심을 끌지 못 했을 수도 있었지만 영국 출신의 이 타악기 연주자의 귀가 전혀 들리지 않는다는 사실은 모든 이들을 놀랍게 하였고, 청각능력 없이도 몸 전체의 섬세한 지각능력과 시각적 조절 능력을 통해 에벌린 글레니는 어려운 오케스트라와의 협연을 최고로 정교하게 이루어 낼 수 있었다. 에벌린 글레니의 놀라운 능력을 뒷받침하는 감각은 그녀가 연주시 손에서 느끼는 남다른 표층 감각과 심층 감각으로 구분된다. 표층 감각은 피부의 기계적 감각을 말하는 것으로서 압박, 떨림, 접촉의 느낌이나 온도, 고통에 대한 느낌 등을 들 수 있다. 심층 감각에는 관절 수용기나 근육 수용기를 통해 받아들여지는 관절의 위치나 움직임, 힘줄이나 근육의 긴장 상태 등에 대한 느낌들이 있다. 기계적 표층 감각과 심층 감각 모두 악기 연주자에게는 아주 중요한 역할을 한다. 에벌리 글레니가 음의 높낮이나 크기에 대한 정보를 진동과 압박을 통해 전달받아 들리지 않지만 연주를 할 수 있었던 것도 모두 이런 감각들이 훌륭하게 작동한 결과이다. 오케스트라가 큰 소리로 연주할 때 연주자는 자신이 연주하는 소리를 거의 들을 수가 없다. 이 경우 연주자는 자신의 섬세한 연주를 연주시 손에서 느끼게 되는 표층 감각과 심층 감각을 통해 조절해야 한다. 체성 감각에 비하면 시각은 연주자가 빠른 손동작을 하는 데 그다지 큰 역할을 하지 못한다. 시각을 통한 조절은 악기를 처음 배우거나 이미 습득한 손동작을 천천히 익힐 때에만 중요하다. 한 조사에 따르면 손의 움직임은 왕복 운동 속도가 2헤르츠를 넘으면 눈으로는 볼 수 없다고 하는데(Freund, 1989), 연주자 손가락의 동작은 최고 17헤르츠에 이른다고 한다. 그렇기 때문에 전문적인 연주자의 동작들은 우리가 눈으로 볼 수 없으며, 훌륭한 피아니스트는 처음 본 악보를 연주할 때도 악보 없이 연주하는 어설픈 피아니스트보다 건반을 보는 횟수가 훨씬 적다. 그것은 바로 그가 자신의 체성 감각 시스템을 사용하고 있기 때문이며, 악보에서 건반으로 눈을 돌리는 횟수가 많을수록 피아니스트가 건반을 잘못 누르는 빈도 또한 높아진다(Sloboda, 1985).

낭만주의 시대부터 연주곡들은 인간의 한계를 넘어서는 빠르기와 힘을 담고 있었고, 연주 시간 또한 아주 길었다. 니콜로 파가니니 Nicolo Paganini나 프란츠 리스트 Franz Liszt 와 같은 뛰어난 연주자들은 스스로 연주할 곡을 직접 작곡하면서 다른 사람들이 도저히 따라올 수 없는 기법들을 만들어냈다. 프레스티시모 포시빌레 Prestissimo possibile(가능한 한 빠르게)와 같은 지시어는 심지어 빠르기의 상한선 조차 규정하지 않았다. 그러면 손과 손가락 동작의 빠르기를 제한하는 요인은 무엇일까? 피아노 연주의 세계 챔피언이라 할 수 있는 블라디미르 호로비츠 Vladimir Horowitz 가 1943년 4월 25일에 연주한 차이코프스키 피아노 협주곡 1번의 실황 녹음을 분석해 보면 포르티시모 옥타브 패시지 Fortissimo octav passage를 연주할 때의 연주 속도는 1초당 13타나 되었는데, 이처럼 옥타브를 빠르게 연속적으로 치려면 손목 관절이 정확하게 엄청난 반복운동을 해야하며 호로비츠는 이 연주를 할 때 13헤르츠의 반복 속도를 낸 것이다. 연주자들의 손목과 손의 운동은 다루는 악기의 종류에 따라 큰 차이가 날 수 밖에 없는데, 피아노와 같은 keyboard playing시에는 손목이나 전완부가 최대로 내회전(pronation)되는데(그림 27) 이는 일상생활에서 주로 외회전(supination)할 때와 현저히 다르며, 또 건반을 누를 때 수지 원위지골은 과신전되기도 하며, 음악의 강도(tone)에 따라 손가락 힘을 강하게 또는 약하게 반복 조절하게 된다(그림 28). 특히 이러한 수지 운동은 keyboard 악기 종류에 따라 달라지며, chord(현, 絃, string), arpeggio(하프 등 현악기), tremolo(울림 樂器)등 모든 악기에서 손놀림과 강약조절이 필연적이어서, pianist에서는 또한 음(tone)의 강약이 서로 달라 각 손가락의 힘의 배분 조절(independent finger motion)이 일어나면 정상적 수지굴곡 힘줄간 미끌어짐이 수지 신전건들과 유기적인 협동(interconnection)으로 항상 제한되게 되는데, 연주자들은 끊임없는 부단한 연주연습과 노력으로 이를 극복해 나간다고 하였다.

이러한 피아니스트들의 정확하고도, 엄청난 손가락의 반복 운동이

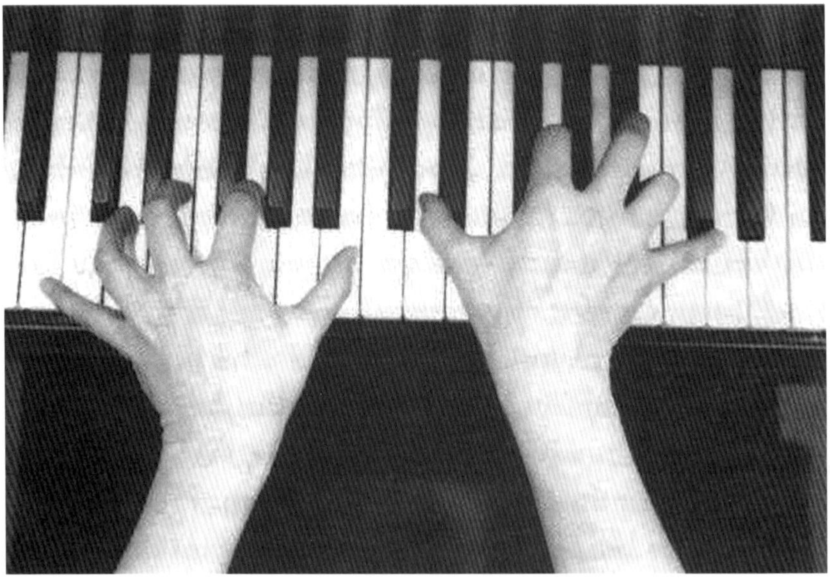

그림 27. Pianist의 과다한 손목 편향(片向)과 내회전, 손가락의 벌림과 굽힘.

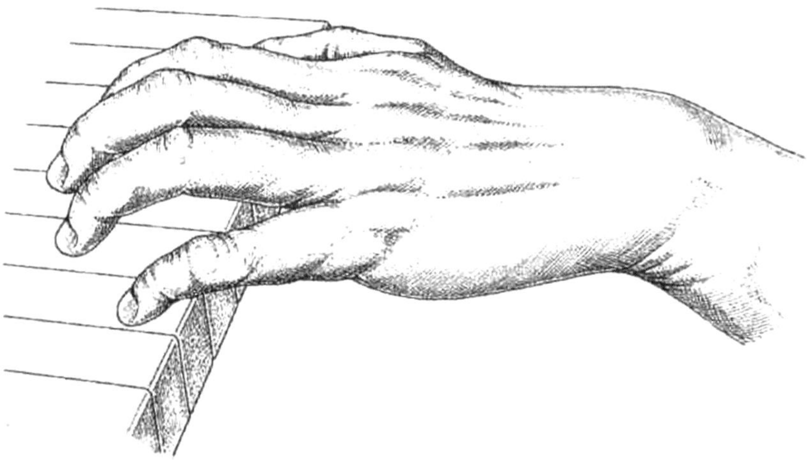

그림 28. 손목을 굽히면 손가락을 펴기 용이하나(길항拮抗작용), 오랜 작업은 수지 굴곡건의 힘을 약화시킨다.

힘의 강약(强弱)과 함께 손가락의 벌림과 오므림이 장기간 매일 지속되면(그림 26-29), 소위 "연주자들만의 독특한 의학적 손 변형과 질병", 즉 일종의 반복 자극에 의한 만성 직업병을 유발하게 된다. 특히 그림 28에서와 같이 손목의 굽힘근육(굴곡근)과 손가락의 펴는 근육(신전근)과는 서로 길항작용(拮抗作用, antagonist)을 하여, 손목을 굽히면 손가락을 펴기 쉽고 또 큰 힘을 낼 수 있지만, 오랜 반복 작업은 반대로 손가락 굽힘근육(굴곡근)의 힘을 약화시킬 수 있고, 관절연골 자체의 마모, 수지관절의 관절낭과 측부 인대의 이완, 심하면 만성적 수지 신경 손상까지도 유발될 수 있다. 그 외 그림 30의 violinist는 왼 손목의 과다한 굴곡, 척골측 편향(ulnar deviation), 왼쪽 손가락들의 불안정한 손놀림(non-physiolgic stress)도 많으며, 그림 31의 violinist나 cellist들의 과다한 손목의 요골측 편향(radial deviation) 손목 주위 건초염을, 그림

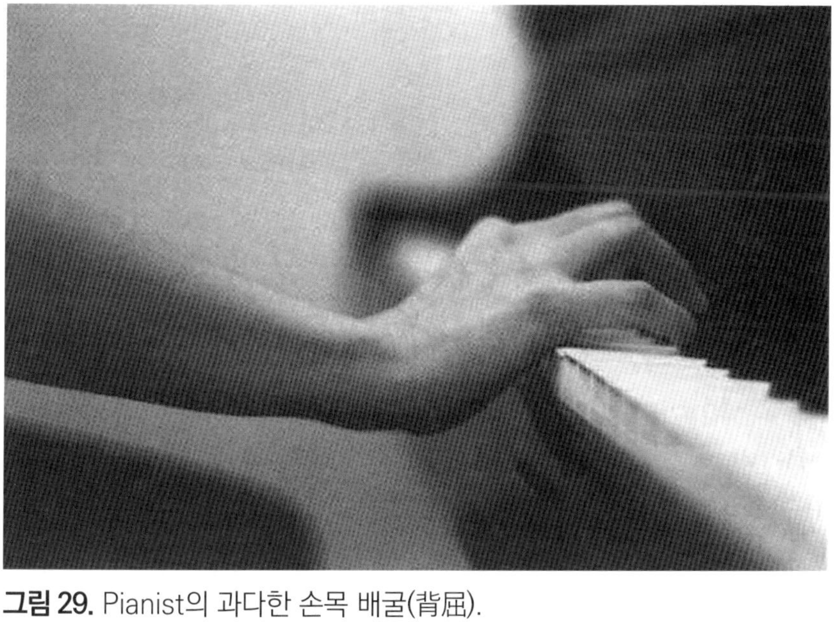

그림 29. Pianist의 과다한 손목 배굴(背屈).

32의 guitarist들은 기타에 팔꿈치를 대고 장시간 연주함으로써 주관절에서 척골신경마비(compressive cubital tunnel ulnar neuropathy)등이 유발될 수 있어, 그에 따른 예술가들의 직업병(과다사용 근골격계 질환들)을 치료에 앞서 미리 예방하는 지혜가 필요하겠다. 예컨대 그림 33의 피아니스트들은 여러 octave를 건너뛰며 건반을 치기 때문에 과다한 손목의 편향과

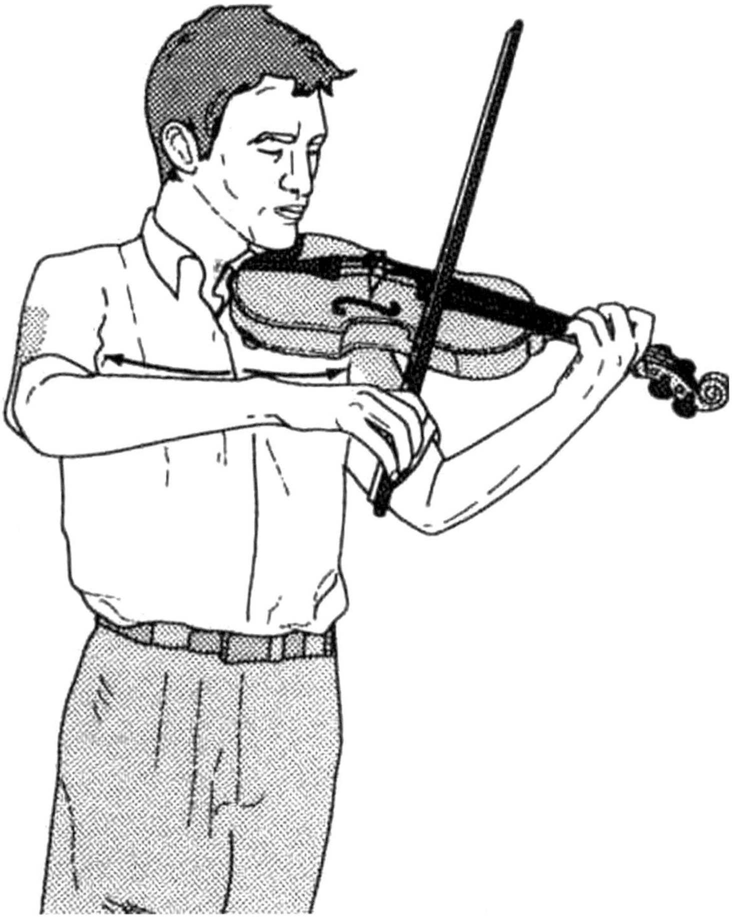

그림 30. Violinist의 과다한 손목사용과, 활을 쥔 오른손의 힘이 지속적으로 팔로 올라간다.

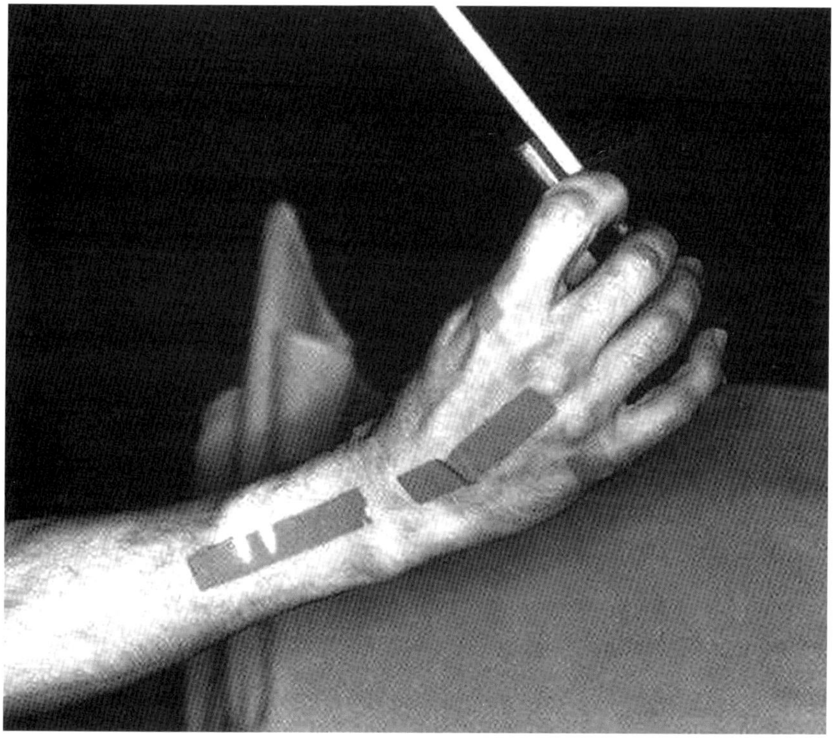

그림 31. Violinist의 과다한 손목의 요골측 편향.

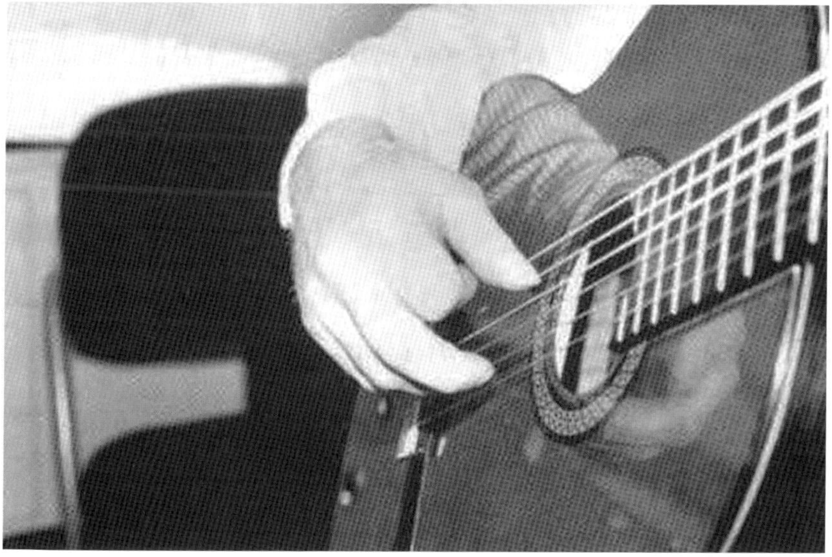

그림 32. 기타치는 사람은 오른손 손목을 과다하게 굽히고 회전을 많이 하며, 주관절 척골신경마비가 빈발한다.

회전이 불가피하고, 또 고정된 의자에 앉아 어깨와 손을 멀리 이동해야 하므로 허리를 과다하게 굽히게 되는 경우가 많으므로, 골반의 경사면이 어깨의 경사면과 평행하도록 항상 노력함으로써 만성적 손목 건초염이나 요통증을 예방하여야 한다. 그러기 위하여 혹자는 건반을 둥그렇게 하고 회전의자(stool)를 사용할 것을 권하기도 하며, 연주자들의 과사용 증후군의 발병과 치료는 다음장에 자세히 다시 논의하겠다.

연주자들의 특수한 손놀림과 관련하여 아직까지 많이 연구되지 못한 분야가 바로 양손의 협동 작업에 관한 부분이다. 음악 연주의

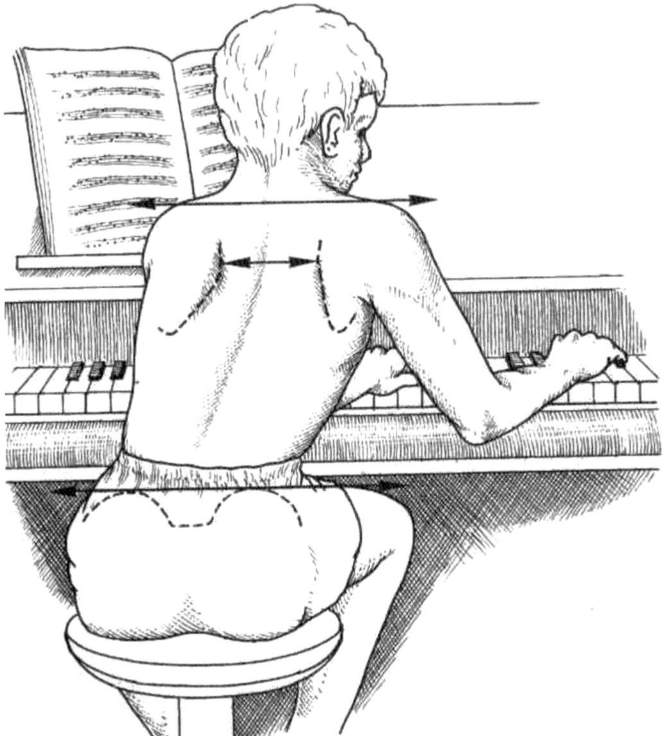

그림 33. Pianist의 과다한 손목 편향과 회전 등을 예방하려면, 어깨와 골반이 균형있게 좌우로 움직여야 한다.

두가지 근본적인 어려움 중 첫째는 서로 다른 양손의 동작이 시간적으로 정확하게 동시에 움직여야 한다는 점이고, 둘째는 양손이 각각 다른 박자를 만들어 낼 수 있어야 한다는 점이다. 피아노에서 양손을 사용하여 병행 연주를 하는 것은 첫 번째 경우에 해당된다. 이런 손놀림의 또 다른 예는 바이올린에서 빠르고 정확하게 스타카토를 연주할 때 활을 든 오른손과 현을 짚는 왼손과의 협동 작업이다. 두 번째 경우는 타악기나 건반악기 연주에서 연주자가 2대 3이나 3대 4 엇박자 연주를 해야 할 때이다. 양손을 모두 사용하는 손놀림에서 양손을 동일하게 움직이는 동작이 더 쉬운 이유는 오랫동안 사용되어 왔던 중추신경의 운동 조절 프로그램이 의식 속에 이미 '동작 모델(내적 표상)'을 만들어 놓았기 때문이다. 이와 같은 '동작 모델'은 오른손과 왼손 모두의 동작에 전달될 뿐만 아니라 추가적 신경조직의 필요 없이 발동작까지도 그대로 전달된다(Bernstein, 1988). 그러나 양손의 손가락 동작이 일정한 시간차를 두고 병행적으로 이루어 질 때는 두 개의 운동 조절 프로그램이 오른손과 왼손으로 나뉘어 작동한다. 양손 연주가 완벽하게 되려면 각 손가락의 해부학적이고 생역학적인 차이가 극복돼야만 한다. C장조 음계의 양손 병행 연주의 경우 왼손 새끼 손가락과 오른손 엄지손가락은 동일한 강도와 음색을 내야만 하는 것이다. 왼손잡이와 양손잡이가 연주자들에게 유리하다는 주장은 충분히 근거가 있는 말이다. 예를 들어 현악기 연주자는 왼손을 매우 빠르게 움직이며 현을 짚어야 한다. 설문조사에 따르면 실제로 연주자들의 경우 왼손잡이와 양손잡이의 비율이 다른 직업 종사자들에 비해 더 높은 것으로 나타났다. 애글튼 Nach Aggleton

팀이 1994년에 조사한 바에 따르면 연주자들의 왼손잡이 비율은 12퍼센트에 이르는 데 비해, 일반인들은 8퍼센트에 불과했다. 또 악기 연주를 일찍 시작할수록 양손의 '손놀림'은 고르게 발달하는 것으로 나타났다. 이렇게 볼 때 연주자들에게서 왼손잡이와 양손잡이가 훨씬 높은 비율로 나타나는 현상은 그들이 일찍부터 양손을 사용하는 훈련을 받았으며, 한쪽 손만을 집중적으로 사용하지 않고 양손을 모두 고루 사용한 결과라 하겠다.

그렇다면, 연주자의 뇌는 보통사람과 크게 다른가?

손의 정교한 운동을 조절하는 신경세포망에 대해서 우리는 아직 충분히 알지 못한다. 그러나 보체 운동성 대뇌피질은 복잡한 연속 운동 조절에 중요한 역할을 한다. 보체 운동성 대뇌피질은 손동작을 정교하게 조절하는 데 부분적으로만 관여하며, 우리 몸의 균형감각을 담당하는 소뇌 역시 시간에 맞추어 운동을 조절하는데 중요한 역할을 수행한다. 소뇌가 손상된 환자는 공을 과녁에 맞출 수 가 없는데, 환자가 공을 손에서 놓는 타이밍을 맞출 능력이 없어지기 때문이라고 한다. 연주자의 정교한 운동기관을 수년 동안 훈련시키면 1차 운동성 피질 영역에 있는 손 영역의 크기에 변화가 오며(Amunts 등, 1997), 핵스핀(nuclear spin) 단층촬영을 사용하여 다수의 직업 피아니스트들과 비슷한 나이의 일반인들을 비교 조사한 바, 연주자들에서 대뇌피질의 오른쪽 운동성 손 영역의 크기는 비슷하나, 두뇌 양쪽의 손 영역이 일반인들에 비해 큰 것으로 나타났다. 이런 차이는 7세 이전에 악기 연주를 시작한 연주자들에게 훨씬 분명하였고, 대뇌피질 내 감각성 호문클루스에 있는 손 영역의 체성 감각적 크기도 일반인에 비해 더 큰 것으로 나타났으며, 직업 바이올리니스트의 피질 내 왼손 손가락 영역을 일반인 실험대상자들과 비교해 보았을 때 엄지 손가락을 빼고는 바이올리니스트들의 손가락 피질 영역의 크기가 훨씬 큰 것으로 나타났다. 특히 손가락 피질 영역이 가장 크게 나타난 대상자들은 7세 이전에 바이올린 연주를 시작한 사람들이었다(Elbert 등, 1995). '인간이 할 수 있는 가장 어려운 일'인 악기 연주는 중추신경계가 손의 구조적, 기능적 적응에 관여한다는 것을 보여주며, 이와 같은 적응 과정은 신경계의 유연성에 기초한 다른 훈련들과도 마찬가지로 조기 어린시절에 배우는 것이 효과적이며, 어려서 배우지 못한 것은 커서도 배우기 힘들다는 것을 암시한다.

새로운 프로그램이 만들어지는 데에는 동작의 조절을 관장하는 모든 뇌 조직이 관여하며, 여기에는 대뇌피질 이외에 소뇌와 대뇌핵 등이 포함된다(그림 24와 25). 두뇌의 이 세 부위는 피드백 시스템으로 밀접하게 연결되어 있기 때문에 운동에 대한 학습 내용도 두뇌의 어느 한 특정 부위만 관련 있는 것이 아니라 관여된 모든 기능 체계로 전달된다. 우리 몸의 운동 균형 감각을 주관하는 소뇌는 운동 학습에 중요한 역할을 하며, 소뇌가 손상된 환자는 연습을 통해 복잡한 손가락 연속 동작의 속도를 개선시킬 수 없다. 즉 소뇌는 적합한 동작을 선택하고, 동작을 올바른 순서에 따라 실행하고 적절한 '타이밍'을 맞추는 데 중요한 역할을 한다. 한편 대뇌핵은 운동 프로그램을 획득하는 데 중요한 뇌조직이다. 대뇌핵을 다친 환자도 소뇌에 손상을 입은 환자와 비슷하게 새로운 동작을 배우는 데 어려움을 겪는다. 파킨슨병 환자의 경우 연습을 통해 복잡한 연속 동작의 실행 속도를 어느 정도 개선시킬 수는 있지만 개선된 동작 속도는 정상인에 비하면 훨씬 떨어진다(Salmon &Butters. 1995). 최근 연주자들의 두뇌 활동 중 집중적인 연구 대상이 된 것은 운동 학습으로 인해 생겨나는 대퇴피질 체성 감각 영역의 변화였다(그림 24). 연습 시간의 길이와 동작의 복잡성에 따라 결과가 다르게 나타나는데, 손가락의 복잡한 동작을 여러 차례 연속적으로 실행하면 단 30분 정도의 연습만으로도 1차 운동성 대뇌피질의 손 영역에서 활성화된 영역이 크게 증가한 것을 관찰할 수 있었다. 계속해서 연습하지 않을 경우 증가된 영역은 일주일 정도만 유지되거나 다시 연습하기 이전의 상태로 줄어들어 버린다. 그러나 특수한 연속 동작을 몇 주에 걸쳐 매일 실행했을 경우 증가된 1차 운동성 대뇌피질의 신경조직망이 장기적으로 안정된 상태를 유지한다. 이런 효과는 손가락 운동을 매일같이 되풀이해서 연습할 때 특수하게 나타나며, 똑같이 복잡한 손가락 운동을 한다고 해도 되풀이되는 연습이 아니면 같은 효과가 나타나지 않는다(Karni 등, 1995). 그 외 무엇보다도 중요한 사실은 악기를 연습하고 연주하는 행위는 두뇌가 지닌 청각과 운동 감각의 종합 능력에 기초하고 있다는 것이다. 피아니스트들은 흔히 피아노 곡을 들을 때 손가락이 가려워지며, 홀로 음악에 몰입하여 손가락으로 탁자를 두드릴 때면 '내면의 귀'로 음악을 들을 수 있다고 한다. 마르크 방거르트 Marc Bangert 는 피아니스트들의 경우, 피아노 곡을 청취할 때 운동성 손 영역이 활성화되고, 탁자 위에서 소리 없이 피아노 곡을 두드릴 때는 청각 피질 영역이 활성화된다는 사실을 증명했다. 초보자인 경우에도 피아노를 연습한 지 4분만 지나도 청각 피질 영역과 운동 감각 피질 영역에 있는 활성화된 신경세포들 간에 기능적 결합이 생겨난다(Bangert 등, 1998). 결국 이상의 사실들은, 단 몇 분의 연습만으로도 이미 대뇌피질의 유연한 적응 과정이 작용한다는 것과, 또한 피아노를 연습할 때 거의 모든 대뇌조직을 포괄하는 광범위한 신경세포망이 활동한다는 것도 사실이여서, 피아니스트들이 오랫동안 젊음을 유지하고 또 오래산다는 속설도 이런 정상인과는 다른 활발한 두뇌 활동과 관련이 있을 것이다.

결론적으로 이상의 손-대뇌피질의 감각성 호문클루스-소뇌-대뇌로 통하는 일련의 학문적 취득 습성이 어린시절부터 유명 연주자들을 보다 탁월하게 키워나가는 효율적 방법이라고 볼 때, 요즘 우리 어머니들의 어린 자녀들에 대한 혹독한(?) 음악 영재교육에 대한 열성과 극성은 과하다고 탓하기 보다 얼마나 미래지향적이고 아름다운가?

2. 연주자들의 과사용 증후군 (過使用 症候群, overuse syndrome)

1986년 Fry는 6개 오케스트라단과 9개 음악학교의 연주자 900명의 의학적 이상상태를 조사한 결과 379명(42.1%)이 상지의 관절통과 근육이상, 만성피로, 심지어 정신적 신경증까지 다양한 증상을 호소하였는데, 그중 척추(56.6%), 손과 손목(49.1%), 어깨와 팔꿈치(31.7%) 순이었다. 25-35세 사이의 연습량이 많은 연령군에서 높았으며, 대부분이 급성 근육과 인대의 손상과 치유과정이 반복되는 과사용 증후군(overuse syndrome)으로 일종의 직업병(occupational disorder)이었다. 어깨이상(9.1%)은 팔꿈치(20.2%)보다 적었고, 피아니스트들은 오른손과 팔에, 반면 바이올린과 같은 string player들은 대부분 왼팔에, 오른팔의 50%에서는 어깨 회전근염(rotator cuff tendinitis)이 발생하였고, 대부분 급성 발병과 치유과정의 반복으로, 7.75%의 연주자들이 연주시 상당한 고통과 어려움을 겪는다고 하였다(Bejjani들 1984, 1996). 프로댄서들은 과반이 넘게 어깨관절의 과다한 이완(弛緩, hypermobility)이, string player, 피아니스트와 목관악기 연주자들은 엄지와 손가락, 손목의 과이완이 발견되었으나, 관절의 이완정도와 통증 등 증상의 발현율과는 상관관계가 없었다고 하였다(Klemp들 1984).

연주자들의 손목과 손의 질병은, 피아니스트의 경우에는 동시에 엄지와 소지를 최대한 벌림(외전, hyperabduction)으로써 건반의 두 옥타브까지를 칠 수 있는데(그림 26과 27), 이때 손이 크거나 또는 작은, 어린이들도 마찬가지, 연주자들간에 외전각도가 많은 차이가 있을 수 있어(Sakai들 1996), 이들 피아니스트들은 약 30%이상에서 모지 외전근과 신전근 염증(건초염, de-Quervain's 질병), 주관절의 외상과염(lateral epicondylitis, tennis elbow)등이 잘 발병된다(그림 26-29).

바이올린이나 기타를 치는 string player 들은 피아니스트와는 달리, 현(絃, string)을 옆으로 당기거나(bowing) 쥐어뜯는(pluck) 동작을 하기 때문에 왼쪽 손목이 과다하게 굴신 또는 회전(radio-ulnar deviation)되고, 수지관절들은 심하게 굽히게 되기 때문에, 손목 및 손가락의 건초염(tendinitis)이나 손목에서의 척골신경마비(ulnar canal syndrome) 등이 잘 온다(그림 30-32).

또한 관악기(wind instrument)는 목관(woodwind) 또는 금관악기(brass instrument) 연주자만 약간의 차이가 있을 수 있으며, 예를 들어 오보에(oboe)연주자는 엄지손가락으로 악기를 쥐고 조작하기 때문에 엄지근육이 발달하여 연주시 엄지의 근력은 6-11 newton으로 이는 정상인의 모지 악력(pinch)의 10-15%이상 상회하는 것이어서(표 2) 모지 주위의 건초염(de-Quervain's 질병)과 과사용 피로 증후군의 잦은 원인이 된다(Smutg들 1995).

손톱의 바로 밑(hyponychium)은 연주자들의 반복연주, 특히 string player 들은 끊임없이 현(絃, string)을 누르고, 당기고 튕기는 동작으로 유발된 손끝의 반흔, 굳은살, 열상 및 염증 등으로 항상 손톱 주위 통증을 호소하는 경우가 많으며, 손톱자체의 파손도 많아 손가락을 현에 대고 누르기가 어렵고, 감각둔화, 섬세한 수지운동(prehension) 장해를 초래한다. 비록 골무 등의 안전장치를 손끝에 착용할 수도 있으나, 손톱주위 손상은 연주자들에게 치명적이어서 일반인들보다 재건, 치유 및 재활에 어려움이 많다(그림 21).

팔꿈치(주관절, elbow)는 원위 상완골이 30도 전방으로, 또 6-8도 밖으로 휘어있고(valgus), 굴신시 5-7도 내회전(internal rotation)된다. 요골은 척골 주위를 회전하며 전완부의 회내(pronation)와 회외(supination)운동이 일어나며, 상완골과 척골이 수직선상을 이루는 각도(carrying angle)는 남자 10-15도, 여자는 이보다 5도 정도 더 큰 각을 이룬다(Beals 1976). 이러한 주관절의 생체역학적 특징으로 인하여, 주관절 외상과염(테니스 엘보우, lateral epicondylitis)은 모든 악기 연주자들이나, string player, percussionist들 그리고 keyboard player들의 손목의 반복적 굴신에 따른 가장 흔한 주관절 병변이다(Caldron들 1985). 또 악기 연주자들의 팔꿈치 신경포착증세(nerve entrapment)는 다른 어떤 관절에서보다 많다. 특히 회내근 증후군(pronator teres syndrome)은 전완부의 반복적 회내-회외 운동량이 많은 string player들에서 많고, 그 외 척-수근 굴건(flexor carpi ulnaris)의 섬유사이를 척골신경이 팔꿈치 내측에서 통과하는데 반복연주로 이 신경을 누르게 되며(Cubital tunnel syndrome)(Lambert 1992, Lederman 1993), 또 연주자 팔꿈치의 과이완(hypermobility)으로 인한 척골신경의 탈구(recurrent ulnar nerve dislocation)는 연주자들을 항상 괴롭히게 된다(그림 30-32).

어깨관절(gleno-humeral joint)은 콩과 콩깍지 모양(bean shaped)의 관절로써, 약 30도 후향(後向, retroversion)되어 있고, 관절 연골판(와순, labrum)이 상완골 골두의 1/4밖에 크지 않으나 실제 어깨 운동시에는 1/3이상 접촉되면서 우리 몸의 관절 중 가장 넓은 운동범위를 갖고 있어, 3가지 어깨 기본운동(sliding, spinning, rolling)을 병합하여 이루어낸다. 동시에 견갑골-흉곽 관절(scapulo-thoracic joint)과 2:1의 운동비율을 만들어 내는데, 견관절 인대, 특이한 관절표면과 견관절내 음압(negative pressure)으로 안정성이 유지되므로, 견관절 외상시 음압의 상실로 인한 상완골의 하향 아탈구가 자주 발생되어 손상 후 끊임없는 이두박근 강화운동(biceps setting exercise)이 필요하다. 견관절에는 강력한 인대 외에도 상완골두를 아래로 밀어내리는(depressor) 회전근개근육(rotator cuff)들이 있어, 만성 파열시 방사선상 상완골두가 상방으로 올라가게 된다. 이와 같은 어깨관절의 생체역학적 특성으로, 비올라(viola)등 큰 악기 연주자들의 어깨는 악기를 연주시 과다한 외회전과 어깨힘이 필요하여, 활액낭염(subacromial bursitis)이나 회전근개 건초염(rotator cuff tendinitis)의 발병율이 높고, 반대로 violinist의 9%, bassists(저음악기)의 15%에서는 왼쪽 어깨의 내회전(internal rotation) 범위가 감소되어 있다.

연주시 척추의 자세는, 앉거나 서서 연주할 때의 균형적(symmetrical) 또는 비균형적 자세(asymmetrical posture), 군대 오케스트라나 행진밴드(brass band)시의 걷는자세의 연주가 있겠으며, 장시간 몰두한 연주연습이나 정신적 긴장속의 장기연주등에 올바른 경추나 허리의 자세는 필연적이다. 특히 팔꿈치를 굽히거나 펴야하는 피아노 연주시 척추의 곡선이상(측만증 또는 구배증)이 오고, 또 피아노에 가까이 앉거나 멀리 앉을 때 요추의 과만곡(hyperlordosis)으로 만성 요통이 발생되며, 그 외 기타 연주자와 같이 악기를 들어 유지하면서 양손으로 연주할 때의 척추 전반의 S-곡선 측만 변형 등은 연주자들이 항상 겪게 되는 흔한 요통증세들이다(그림 33)

이러한 연주자들의 관절이상과 통증, 만성 염좌(strain)와 염증, 심하면 근무력(musician's focal dystonia)과 신경증등과 같은 직업적 과사용 증후군(occupational overuse syndrome)은 악기의 특징, 연주자들의 성별, 손 크기나 관절의 이완정도 등 신체적 특성, 연주기간과 강도, 연주 자세의 불안정, 연습기술, 연주의 부적합 등 정신적 측면까지도 고려할 때, 상당수의 연주자들이 연주 지속에 어려움을 겪고 있으며, 비록 의학적 증상이 심각한 것은 아니어서 수술보다는 휴식과 약물, 물리치료 외 대안은 없으나, Blum과 Ahlers(1994)는 통증유발을 예방할 수 있는 연주자의 연주자세 교정은 물론 보호장구 개발, 악기의 음질만 변화되지 않는다면 새로운 악기 design도 신중히 고려하여야 한다고 하였다. 예를 들면 기타 연주자들의 손가락 골무나, 연주자들의 허리 보호를 위한 일직선 피아노보다는 둥그런 곡선(曲線) 피아노는 물론 회전의자(stool)의 사용을 권하기도하고, 그외 바이올린의 목 부착 부위도 유선형으로 개선할 수도 있다고 하였다.

*6개의 손과 30개의 손가락(루빈스타인)

아르투르 루빈스타인(Arthur Lubinstein, 1887. 1. 28-1982. 12. 20)은 폴란드의 우치지방 태생으로 20세기 최고의 piano virtuoso(비르투오소, 연주자)로써, 두살 때부터 음악적 재능을 보여 13세 때 베를린 필과의 협연무대에 올랐고, 89세까지 매년 100회 이상씩의 연주회를 선보였으며, 94권에 이르는 RCA의 '루빈스타인 컬렉션'은 고금을 아우르는 광범위한 레파토리로 가득하다. 90세 생일날 인터뷰에서 "예술에선 최고가 있을 수 없습니다. 다만 서로 다른 약간씩의 차이가 있을 뿐입니다. 예술가는 개성이 있어야 하며, 나는 나 자신이어야 합니다. 예술가에게 최악의 비극은 남을 모방하는 것입니다. 나는 리스트도 모차르트도 아닙니다. 나는 루빈스타인일 뿐입니다" 라고 하였고, 이에 음악 비평가인 '올린 다운즈'는 루빈스타인의 현란한 피아노 연주세계를 다른 연주자들과는 한차원 다른 〈6개의 손과 30개의 손가락〉을 갖고 있기 때문이라고 극찬하였다.

그러나 장장 83년간의 연주! 말년에는 과도한 연주로 비롯된 심한 상지 과사용 증후군을 앓았던 그는 극심한 골성 관절염으로 손가락 마디마다 굵어지고, 움직임이 둔해졌으며 게다가 시력과 기억력 감퇴가 심해져, 결국 1976년 5월, 89세의 루빈스타인은 런던 위그모어 홀 공연을 마지막으로 은퇴하였고, 1982년 12월 20일 96세로 타계하였다.

3. 예술인의 손 (미술속의 손)

연주자들의 손 외에 우리 손의 창조적 기능은 예술적 표현임에 틀림없다. 두뇌에서의 영감을 손으로 표현할 수 없다면, 우리의 유구한 역사도, 현존하는 찬란한 예술품도 없는 것이기 때문이다. 인물을 묘사하는 것은 고대 그리스 로마 시대부터 르네상스를 거쳐 20세기에 이르기까지 회화의 매우 중요한 주제였고 이에 따라 예술 작품에 그려진 손은 헤아릴 수 없이 많다. 물론 처음에 가장 중요하게 생각했던 것은 그려진 대상을 알아 볼 수 있게 해주는 얼굴이였겠지만 좀 더 완벽하게 현실과 일치하는 그림을 그리려는 노력이 진행되면서 손의 사실적 묘사도 점점 더 중요한 의미를 갖기 시작했다. 케테 콜비츠는 경직된 손 그림을 통해 인류의 고통을 요약하였고, 그뤼네발트는 이미 1500년경, 손을 예수의 고통의 상징으로 묘사하기도 하였다. 예술작품에서 손은 단순한 모사(模寫)의 대상만이 아니라 약간의 언어적 성격이 부여된다.

손에 담겨진 언어적 성격이 보다 두각되는 예술은 발레이며,

음악과 몸동작(몸짓, mime)뿐 대화가 없는 발레에서 발레리나들의 대화법인 발레마임(Ballet mime)은 발레의 스토리를 손동작을 이용한 무언동작(無言動作, 마임, 몸짓, mime)으로 표현하기 때문에, 발레리나들의 기본적 손동작을 알면, 그간 춤추는 몸동작만으로 보아, 어렴풋이 그 내용을 짐작하여 왔던 호도까기 인형, 백조의 호수, 지젤, 잠자는 숲 속의 미녀 등 유명 발레를 진정으로 더 즐길수 있다. 예컨대, 두손을 올려 굴리듯 2-3번 원을 그리는 춤추는 동작, 한손은 자연스레 허공에 띄우고 나머지 한손은 내리는 상대방을 부르는 마임, 소리나는 쪽을 향해 몸을 약간 기울이고 한손을 귀에 대는 듣는 동작, 두손을 가운데로 모았다가 양쪽으로 벌리는 누가? 또는 왜? 라고 묻는 동작, 슬픈 표정으로 두손을 눈 밑에서부터 아래로 내리는 우는 마임, 비장한 표정으로 주먹을 꼭 쥐고 팔을 X 자로 교차한 후 위에서 아래로 내리는 상대를 죽이겠다는 독한 마음의 동작 마임 등이다.

지난 수백 년 동안 많은 주목을 받았던 '몸짓 언어'는 비교적 쉽게 조형예술에 투영되고, 전체 미술사에 걸쳐 나타나는 '승화된 손' 역시 환희와 슬픔, 고통의 상징으로서 읽을 수 있다. 플로렌스 화가이자 건축가, 또한 예술 이론가인 조르조 바사리 Giorgio Vasari는 자신의 예술가 전기〈뛰어난 화가, 조각가, 건축가들의 생애〉(1568)에서 예술가에게 재능은 필수적 전제 조건이기는 하나, 그럼에도 불구하고 그는 예술가들에게 자연적 대상에 대한 스케치를 통해 끊임없는 손 기술을 연마하도록 요구했다. 인간의 신체, 특히 얼굴과 손의 묘사는 예술적 기교를 익히는 가장 중요한 대상이었다. 중세 말에는 주로 초상화를 그리기 위한 연습으로 다양한 손 모양들을 그렸으나,

르네상스 시대가 되자 손만 따로 그린 작품들도 나오기 시작했다.

인간의 손은 이의를 제기할 여지 없이 얼굴 다음으로 한 인간의 개성을 표현한다. 얼굴과 더불어 인생의 희노애락을 다 경험하고, 외부 현실을 파악하고 촉지하는 손은 거의 인체나 얼굴처럼 맨살을 드러낸다. 얼굴과 손을 제외한 다른 신체 부위들은 모든 미술작품에서 피복으로 그 모습을 가린다. 반면 얼굴과 손은 종교적 금기, 신체 외상이 없는 한 거의 언제나 예술품에서 그 생김새를 그대로 내보인다. 따라서 사람들은 그림 속 사람들의 사회적 신분, 내면적 희노애락, 육체적 특성들을 얼굴과 손의 형상, 치장 그리고 그 표정을 통해 가늠한다. 이러한 사회적 시선 때문에 인간은 자신의 얼굴과 손의 생김새에, 혹은 그 표정, 제스처에 각별한 주의를 기울인다. 거친 손, 주름진 손, 섬섬옥수, 부들부들 떠는 손, 움켜진 주먹 등은 한 개인의 묘사에 있어서 축 처진 볼, 부드러운 눈매, 뾰로퉁한 입술 등과 같은 효과를 준다. 르네상스 시대 이후 많은 화가, 조각가들이 손의 형상과 표정을 예술이라는 형식으로 끊임없이 그린 것은 손이 얼굴 다음으로 많은 말을 하기 때문이며, 그 뉘앙스는 미묘한 얼굴 표정만큼이나 재현이 까다롭고, 그 사소한 차이는 작품의 결과에 결정적이었다. 이제 우리는 예술품을 감상할 때, 전체적 감상 후에는 꼭 그림 속 인물들의 손의 형태를 보아 섬세한 작가의 마음과 그림 속의 속 표정을 읽어야 한다. 작품 속 인물의 손의 모양과 위치에 따라 작품 전체의 분위기가 새롭게 조명되기 때문이다.

이제 몇 장의 사진 속 손 영상과 의학을 표현한 예술품들을 보면서, 손이 우리의 복잡한 마음을 얼마나 예술적으로 잘 묘사하고 어떻게 표현하고 있는지 살펴보겠다. 우리가 조각이나 미술품을 감상할 때는 저마다 다른 우리의 감정이나 마음이 우선되고, 그다음 우리의 예술에 대한 지식과 관심의 정도에 따라 그 느낌이 다를 것이어서, 우리가 다른 사람의 예술 감상평을 접할 때면, 그 예술품에 대해 우리가 몰랐던 중요한 사실들을 알게 되는 기쁨도 있겠으나, 평론자의 개인적 이견과 개성이 많이 포함되어 있음을 쉽게 알 수 있다.

다음 몇장의 예술품 속에 나타나는 "손"의 느낌도 보는 이 마다 다를 것이니 저자의 느낌만으로 간단히 평하겠다.

로뎅의 오른손 조각은 마치 세상의 모든 것을 떠 바치듯 활기차고 자신에 찬 손으로 보이며(그림 34), 손짓 하나만으로도 세상 모든 표정을 표현하고자 했던 Lemieux의 사진(그림 35), 심장과 같은 내손을 진흙으로 나타낸 Orozco(그림 36), 잠자는 남자 아담의 크고 평화로운 손, 남자의 오른쪽 마지막 늑골에서 태어나는 여자 에와(이브)의 작고 환희에 찬 손, 그리고 인간창조를 이룩한 조물주의 확신에 찬 창조의 손(그림 37), 자신이 세계 최초로 발견 고안한 최초의 대나무 청진기로 환자의 폐와 배에 찬 복수(腹水)를 진단하는 소신에 차고 진솔한 의사, 렌넥의 손(그림 38)등은, 작품속의 손만 보아도 저자의 의도는 물론 예술품 전체의 주요 의미를 이해할 수 있겠다.

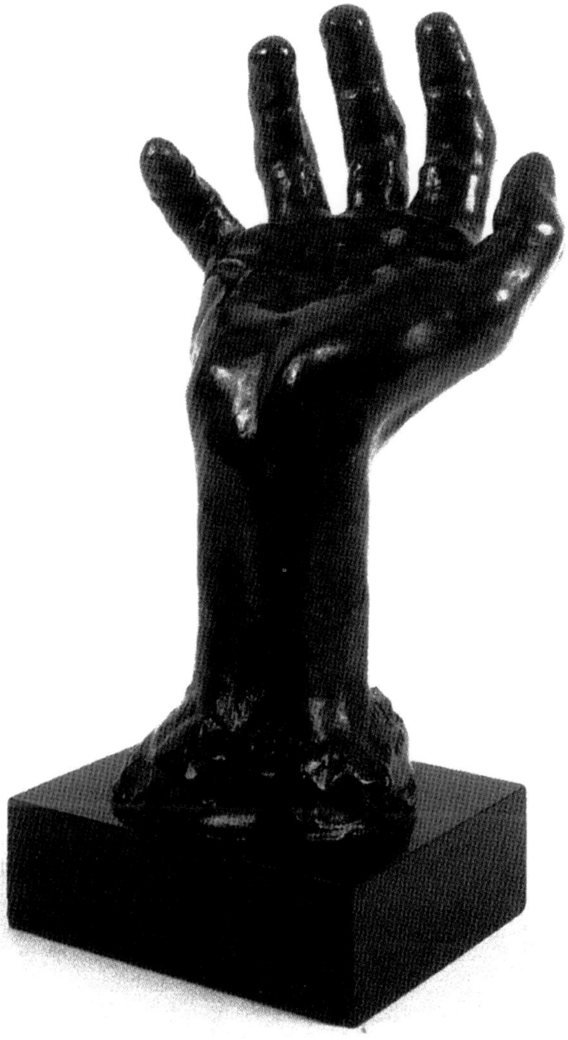

그림 34. Auguste Rodin, Average right hand, Bronze, 1885-1900
(세상의 온갖 것을 떠 바쳐 주 듯 자신감에 넘친 손)

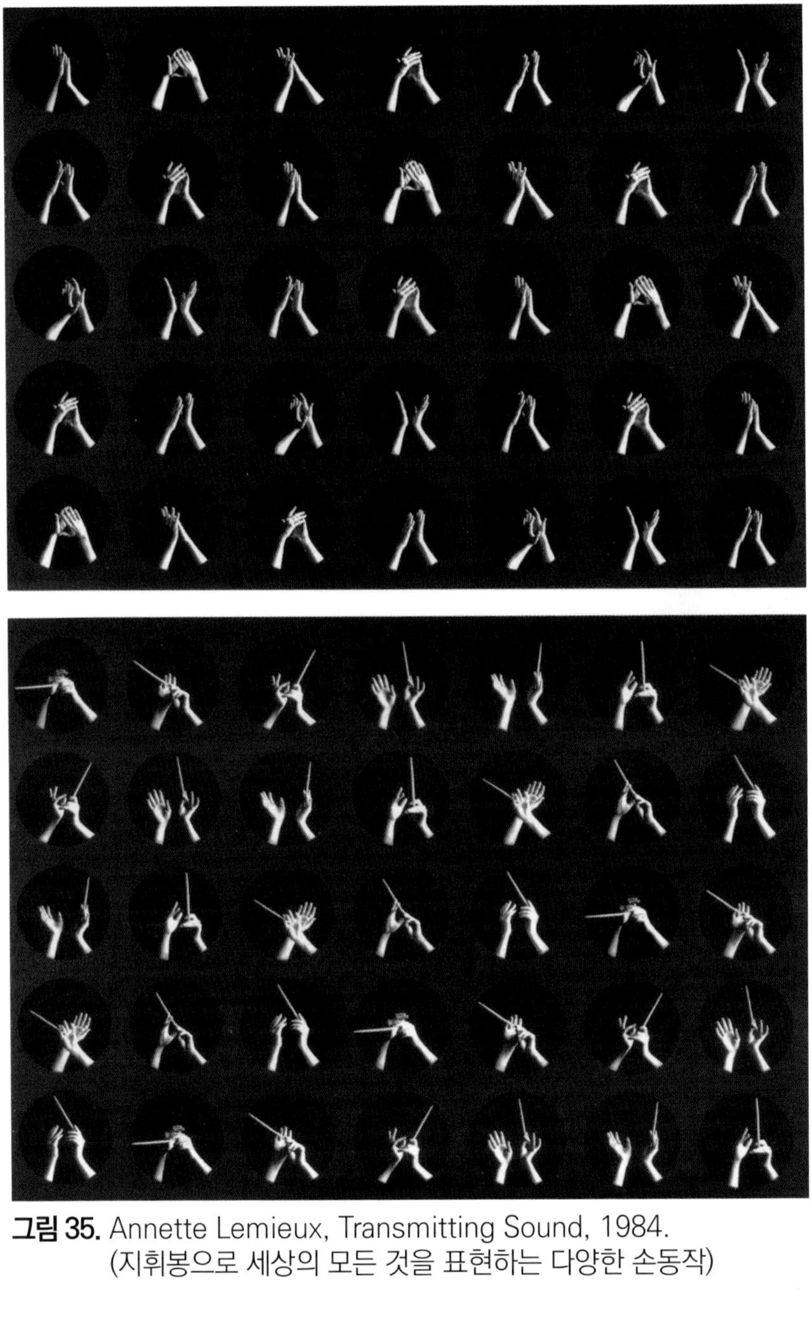

그림 35. Annette Lemieux, Transmitting Sound, 1984.
(지휘봉으로 세상의 모든 것을 표현하는 다양한 손동작)

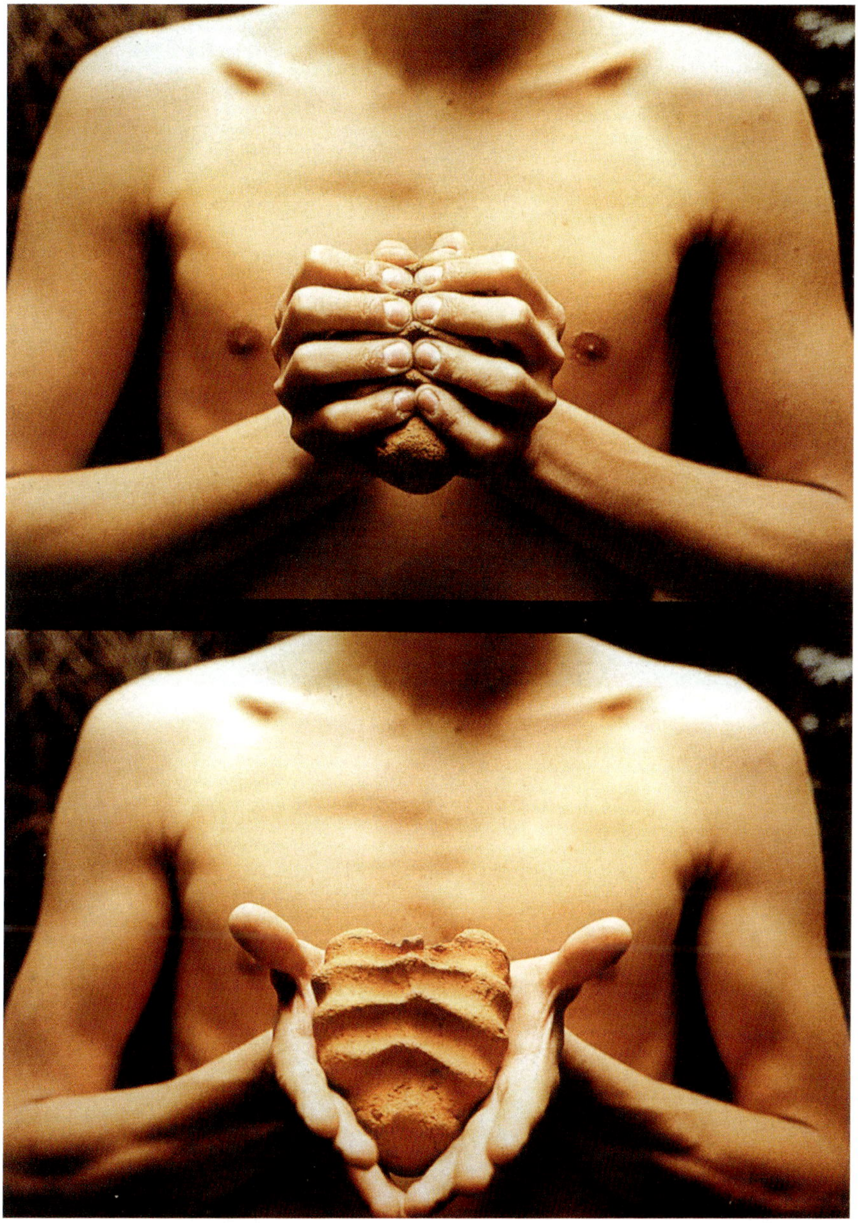

그림 36. Gabriel Orozco, My Hand are my heart. 1991.
(내 심장과 같은 나의 모든 손)

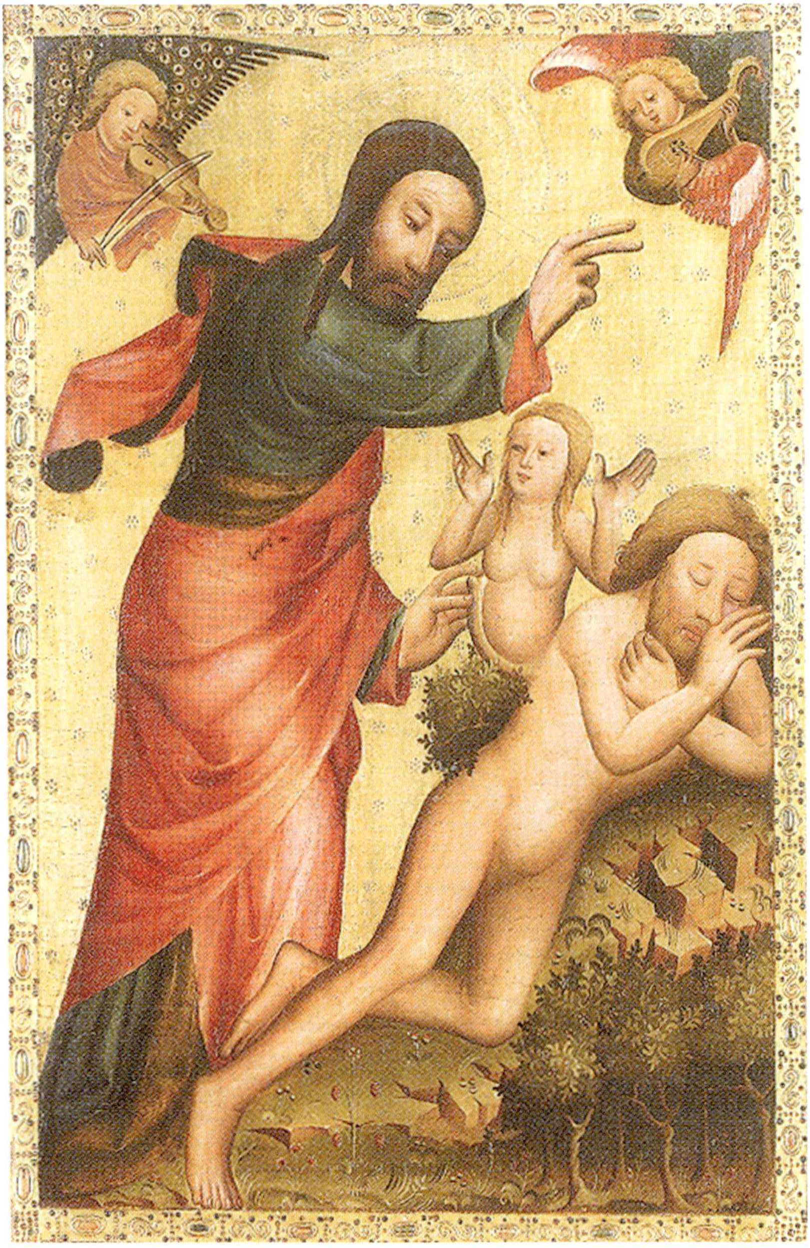

그림 37. 에와(이브)의 탄생. Vatican Museum.
(잠자는 아담의 크고 평화로운 손, 아담의 오른쪽 늑골에서 태어나는 에와의 작고 환희에 찬 손, 조물주의 확신에 찬 창조의 손)

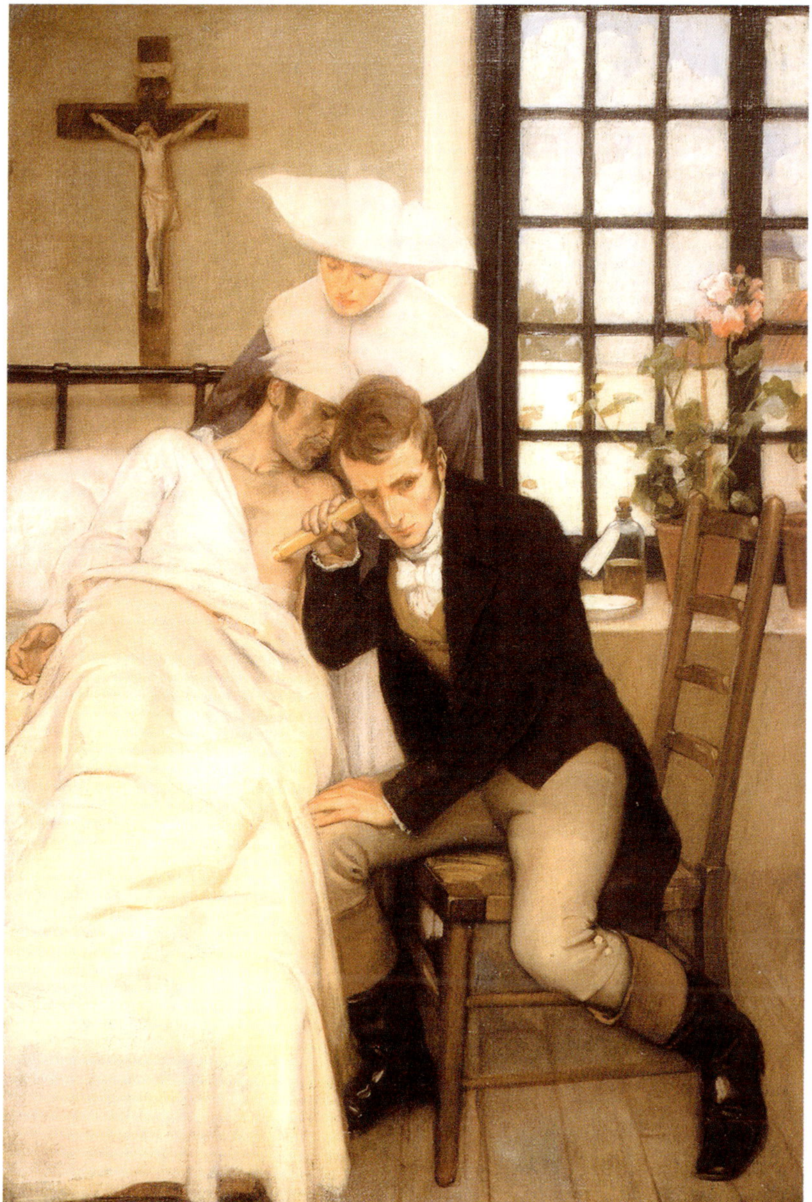

그림 38. Läennec Listening to the chest of a Patient : by Ernest Board (1910) (자신이 세계 최초로 고안한 빈 나무통 청진기로 환자의 가슴을 진찰하는 확고하고 진솔한 의사의 손)

제 6 장

유령 손(환각 손, Phantom hand)

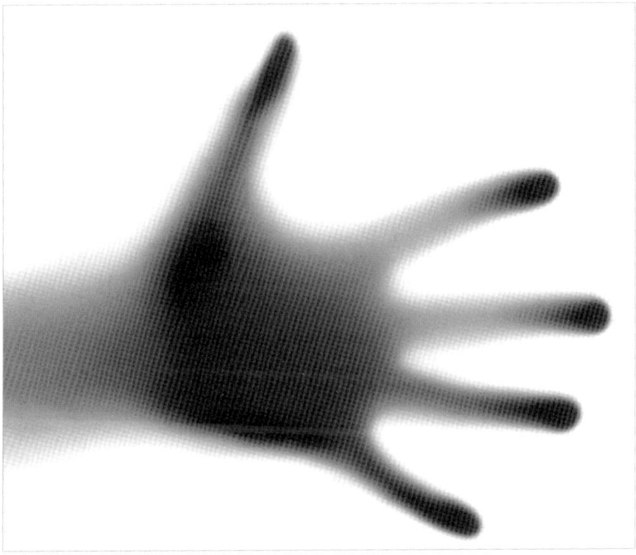

날카로운 칼에 베이면 아프다. 하지만 상처가 치료되면 아픔은 사라진다. 사람들은 으레 상처가 나면 아프다라는 식으로 통증을 표현한다. 그러나 손발을 절단한 지 수년이 지난 뒤에도 상처부위는 잘 아물었지만 절단 부위에 통증을 호소하거나, 절단되어 없어진 손과 발이 있는 듯 느끼고, 없는 손가락과 발가락들이 가렵다고 호소하는 사람들이 적지 않다. 사고나 수술로 사지의 일부를 절단한 뒤에는 그 절단 부위가 계속 아프고 쑤시는 기이한 현상이 나타나는데, 이런 현상을 우리는 '환상통 (phantom pain)이라하며, 절단되어 이미 없어진 손이나 발이 마치 붙어있는 것 같은 느낌을 환각지, 환상지, 유령손(phantom hand)이라 부른다. 환상통은 절단된 어떤 부위에나 나타날 수 있지만 손을 잃었을 때 가장 심한 환상통 현상이 나타난다. 환상지 현상은 절단 환자의 80%에서 경험하며, 이 중 견디기 어려운 중증의 환상지 소견은 약 10%에서 관찰된다. Jensen들(1983)은 절단 전 사지 동통이 심할수록 환상지 발생이 높으며, 따라서 절단전에 척수 신경근 차단(block)을 하면 발생율이 현저히 감소한다고 하였다. 손이 신체 기관 중 절단사고 이전까지 가장 많이 사용하기도 하였고, 대뇌 피질 내 감각성 호문클루스 안에서 차지하는 비중도 다른 기관에 비해 훨씬 크기 때문에 일어나는 현상이다(그림25). 실제의 손은 없지만, 유령 손은 여전히 감각이 살아 있어 손발을 잃은 당사자는 평생 동안 이런 고통을 안고서 살아간다. 두뇌가 그간 잘 사용하고 있었던 사지의 일부가 절단된 사실-그것이 사고나 수술이든 상관없이-을 잊지 못하는 것은 어떤 이유(메커니즘) 때문일까? 사지의 일부를 절단한 이후에 밤에 잠을 못 잘 정도로 강렬한 환상통과 유령손을 경험하는 수 많은 사람들 중에서 통증이 저절로 사라지는 사람은 극히 일부에 불과하다. 왜 그런 것일까? 고통을 느끼든 그렇지 않든 절단된 손이나 발의 감각 회로가 환상적으로 여전히 두뇌의 중추신경계와 연결되어 있는 것은 분명해 보인다.

15세기 프랑스의 군의관 파레 Ambroise Pare는 일부 환자들이 팔이나 다리가 절단된 이후에도 그 부위에 여전히 심한 통증을 느낀다는 사실을 최초로 기록했다. 환상지 'Phantom Limb'라고도 하는 환상통 개념은 19세기 미국 신경학자 미첼 Wier Mitchell 이 처음 사용하기 시작했다. 이런 '보이지 않는 부위'에 느껴지는 감각과 고통은 대부분이 절단 장애시 나타나는데 사지의 일부를 절단했을 때 뿐 만 아니라 여성의 가슴이나 드물게 내부 장기나 치아(齒牙)를 제거한 뒤에도 나타난다. 이런 경우 환상통과 정신적 장해인 환영을 구별하기는 쉽지 않다. 환영이 여러 사건들이나 말의 연속으로 나타나는데 비해, 환상통은 몇 년 동안이나 똑같은 부위에 머문다. 환상통 내지는 환상 감각은 피할 수 도, 조절할 수 도 없다는 점에서 단순한 '공상'과는 구별된다.

환상통이나 환상감각 등의 현상 중 가장 심한 것은 촉각, 통증, 열감 등의 자극을 감지하는 대뇌피질 영역에 있는 체성 감각계에서 나타나는 현상이다(그림 24). 전쟁 중에 팔다리를 잃은 11,000명 중 80퍼센트 이상이 환상통 증세를 보였는데(Sherman & Sherman, 1983~4), 통증은 절단 직후 곧바로 나타나거나 늦어도 일주일 이내에 시작되었다. 그 중 일부는 평생 동안 통증에 시달렸으며, 통증의 종류도 다양해 몇 초 만에 끝나는 사람이 있는가 하면 장기간 그치지 않고 지속되는 경우도 있었다. 또한 그들이 호소하는 고통은 일반적으로 납득하기 힘든 경우가 많기 때문에 정신이상자 취급을 받는 사람들도 많았는데, 심리학자들은 심리적 통증 현상이라도 두뇌 내부에 이와 연결된 물리적 기관(대뇌피질)이 존재하기 때문에 근본적으로 물리적 측정이 가능하다는 점을 인정한다. 결국 사지의 절단 후 나타나는 환상지나 환상통은 심리적 원인과 물리적 원인 사이의 경계를 넘나드는 기이한 현상이란 사실이 명확하게 드러난다.

현재 환상통에 대한 처방은 마약과 같은 약물 처방 외에도 맛사지, 냉온치료, 초음파, 절단단에 전기적 자극, 교감신경 또는 척수 신경근 자극이나 보조기 장착, 신경 정신과에서 정신치료를 받는 등 수십 가지에 이른다. 하지만 이런 처방을 통해 지속적인 효과를 본 환자는 드물다. 예를 들어 고무장갑과 같은 인공보조 장치를 착용하는 것이 어떤 환자들에게는 고통을 감소시키는 데 비해 어떤 환자들에게는 고통을 증가시킨다. 환상통을 일으키는 절단된 신체 부위에 주의를 집중시키거나 정신적 스트레스가 가중되면 통증이 심화되지만, 절단된 신체 부위에 대한 생각을 다른데로 돌리거나 긴장을 풀면 고통이 감소되기도 한다. 또 날씨의 변화에 따라 특히 저기압인 경우 어려움을 겪는 환자들이 많다. 이렇게 다양한 요인들이 작용하는 이유는 중추신경계의 영향을 받는 절단된 신체 주변부의 다양한 생리적 메커니즘들이 복잡하게 얽혀 '보이지 않는 부위'에 통증이 발생하기 때문이다. 다른 한편으로 환상통은 고질적인 만성 통증 증후군(CRPS, complex regional pain syndrome)의 특수한 예이기도 한데, 이런 증후군은 사지의 절단 없이도 다친 신체 주변부의 말초신경이 직접 손상되어 나타나는 자발적인 병리활동을 통해 계속 유지되며 환자를 괴롭히게 된다. 결국 환상통은 통증의 발생지가 절단 지점인지(신경종, neuroma) 아니면 절단된 손 내지는 손가락인지를 두뇌가 제대로 구별하지 못하는 데서 시작한다. 손이 절단된 환자의 통증의 진원지는 절단부위인 팔목이 아니라 절단되어 존재하지 않는 가상의 손에 통증을 느끼는 것을 보면 알 수 있다.

흥미로운 사실은 어린아이의 절단시에는 이러한 성인에서의 신경종, 환상지, 유령손이나 환상통의 증세나 절단 후 정신적 문제 등이 없다는 것이며, 하지를 절단한 소아는 잠결에 일어나면 주섬주섬 옆에 놓인 하지 보조기를 신고 일어나며, 반대로 성인은 그냥 일어나 걷다가 넘어지면서 정신이 깨며, "아! 내가 다리를 절단했구나"하며 하지 보조기를 신는 경향이 있다. 소아의 절단은 선천성 기형에 대한 절단이 60%로 외상성 절단보다 많으며, 연령에 따라 사지의 절단전 사용 연한이 짧고 또 성장에 따른 정상 회복력이 크다. 결국 절단하기 전까지의 일생이 길수록, 상하지가 내 몸의 일부라는 확고한 두뇌에서의 신념이 사라지지 않는 것이다. 참으로 치료효과를 기대하기 어려워 성인에서의 상지 절단 후 발생하는 환상 손은 담당의사들 조차 곤혹스러운 유령같은 증상이다.

제 7 장

신비로운 주술의 손, 손금(Chiromancy), 수상술(Chirognomy)

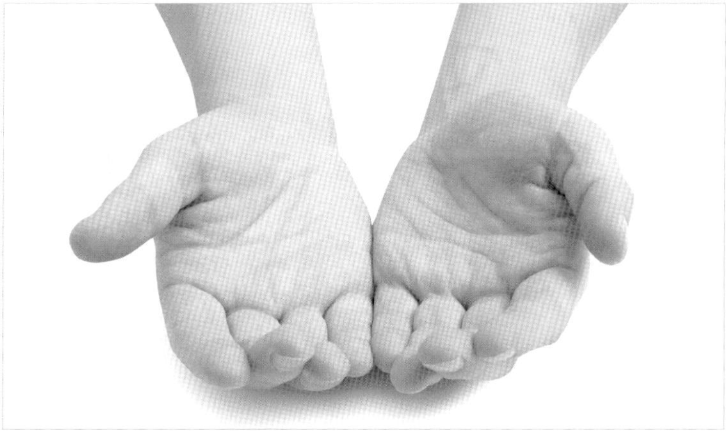

1. 신비로운 주술(呪術)의 손

손의 역할은 참으로 다양하여, 연인간의 애정표현에서 부터 자기를 방어하기 위해, 상대방을 공격하기도 한다. 인간은 또한 손을 사용하여 각종 도구들을 만들어 신이 창조한 위대한 자연을 우리의 상상이나 생각에 알맞도록 고치고, 변형시켜왔다. 이렇게 인간이 성공의 역사를 쓸 수 있었던 데에는 행위와 감각의 공생적 결합인 손만의 독톡한 기능이 결정적인 역할을 했다. 손은 인간과 환경을 연결시키는 매개 역할로 진화 과정 중에는 물론 현대에도 상징적인 민속 신앙 공간에서 중요한 위치를 차지해 왔으며, 종교적 제례 의식, 밀교(密教)적 학문, 민족 종교 등 많은 분야에서도 손은 매우 중요한 의미를 지녀왔다.

우리나라의 많은 사람들은, 운명은 타고 난 것으로 믿는 경우가 많다. 즉 "왕에서 서민에 이르기까지, 성현에서 지극히 어리석은 사람에 이르기 까지, 모두 머리와 눈이 있고, 하고자 하는 욕망과 혈기를 지닌 사람이라면 미래에 대한 자신의 운명을 지니지 않을 수 없다. 귀하게 될 운명을 지닌 사람은 남들과 함께 배워도 홀로 벼슬을 하고, 함께 관직에 나가도 혼자 승진한다. 반대로 빈천貧賤의 운명을 지닌 사람은, 어렵게 벼슬에 오르고 겨우 승진하며, 어렵게 얻고 일을 성취하지만 잘못을 저질러 죄를 받고, 질병으로 뜻하지 않게 재산을 잃게되어 지녔던 그나마의 부귀마저 상실하고 빈곤해진다"는 생각을 많이 갖고 있어, 개인의 사주팔자나 점, 손금등의 운명을 신봉하는 경우가 많다. 이런 동양인들의 사고방식과 전통 탓인지, 중국인들은 "一命일명, 二運이운, 三風水삼풍수, 四積陰德사적음덕,

五讀書오독서"란 말을 자주 한다. 한 개인의 성공에는 첫째 타고난 명, 둘째 운, 셋째 풍수와 손금, 넷째 음덕 쌓기, 다섯째 공부하기 순으로 영향을 미친다는 것이다. 손금보는 점쟁이와 집터, 조상의 묘소위치나 방향 등 산세(山勢)들을 보는 풍수쟁이들의 고객들이 많은 이유가 될 수도 있겠다.

이와같이 손은 또 다른 기능으로써, 다양한 영적 세계를 연결시키는 중개자 역할을 담당해 전부터 점쟁이, 마법사, 예언가, 점성술사, 및 심령론자들의 관심의 대상이 되기도 했다. 고대로부터 손은 신(神, God)적인 영(靈)의 세계와 현세의 세계를 잇는 다리이며, 손금과 손의 형태는 타고난 개인 운명의 상징으로 여겨져 왔다.

맹세란 어떤 진술과 행동의 진실성을 확보하기 위해 신성(神聖)이나 권위를 내세워 다짐하는 행위로, 거짓으로 판명되면 신성(神性)이나 권위로부터 냉혹한 처벌을 받게 된다. 맹세를 하는 가장 간단한 동작은 오른손을 올리는 것으로, 고대 이집트 사람들은 이미 수천년 전부터 그런 자세로 맹세했다고 한다. 손을 올리는 것 말고도 어떤 중요한 인물, 혹은 중요한 의미를 지니는 신성한 물체를 손으로 건드리거나 손을 올려 놓는 것도 같은 가치를 지니는 것으로 여겨졌다.

구약성서를 보면 신은 강력한 맹세의 표시로 할례(割禮)를 요구했다. 사람들은 지하의 신들을 불러내기 위해 손이나 온몸을 땅에 대거나, 종교적인 물건들이 놓였던 성역에서 맹세를 했고, 그리스, 아랍, 독일의 전사들은 장식이나 방어의 수단으로 지니고 다녔던 무기에, 교황 니콜라우스 1세는 불가리아인들에게 교회, 성찬대, 성서 등과 같은 신성한 장소나 물건에 손을 대고 맹세할 것을 지시했다.

세 손가락을 성서에 대고 맹세하는 동작은 1313년 스위스에서 처음 행해졌던 것으로 알려져 있으며, 그 동작은 각각 상대편에게 저주를 내리거나, 반대로 막는 의식을 뜻했다. 신적인 힘이 중재했건, 고귀한 물건이나 인간을 담보로 했건, 손은 항상 접촉이나 특정한 동작을 매개로 우리 인간들과, 지배자의 권위 또는 영(靈)적 세계의 성스러움, 양자 사이에 상징적인 관계를 도출해 냈다.

맹세와 관련해서는 아직까지도 법정에서 은밀하게 행해지는 소위 '거짓 맹세'도 있는데, '진실의 맹세'를 할 때 오른손을 올리는 것처럼 '거짓의 맹세'를 할때는 왼손의 손가락을 남이 알아보지 못할때 아래로 내림으로써 거짓 증언으로 인한 신의 벌을 피할 수 있다고 믿었다.

그러나 인간 맹세의 신에 대한 신뢰는 기원전 5세기부터 서서히 무너지기 시작하여, 당시에 이미 자신의 위대함에 스스로 도취되고, 이를 부각시켜왔던 그리스의 남성들은 신에 대한 맹세 대신에 악수하는 행위를 높이 평가했고, 이때부터 신전 속의 신들과도 거리를 두기 시작했다. 소포클래스 Sophocles 의 작품에서도 혈통과 신분이 낮은 남자는 신에게 맹세를 해야 했던 반면, 영웅은 한번의 악수로도 충분했다. 이후 악수를 하는 행위는 확고한 서로 간 신념의 약속이 되었다.

고대의 페르시아인에게 있어서 악수는 서로간의 진실성과 신에 대한 연대감을 보증하는 것이었다. 소아시아의 왕들은 오른손을 서로 감싸 쥐고 엄지손가락을 끈으로 세게 동여매 손가락 끝에 피가 모이게 한 후, 그 끝을 따서 솟구치는 피를 서로 마셨다(Gross,

1985). 중세에는 칼을 뺄 의도가 없다는 것을 알려주기 위해서 오른손을 붙잡고 인사를 했다. 이와 같은 이유로 오른손은 고대로부터 명예를 상징하는 손이 되었다.

아주 오래전의 결혼은 신랑과 신부가 서로 손을 건네는 현재의 달콤한 의식과는 거리가 멀었다. 바빌로니아의 아시리아Assyria 게르만 족의 결혼은 아버지들 간에 사업적으로 거래되었고, 결혼은 신부가 신랑의 가정에 새로운 예속 관계로 들어가는 것으로 여러모로 신부에게 더 부담스러운 일이었다. 8~9세기의 기독교 시대에 들어서야 비로소 신랑과 신부가 결합의 표시로 서로에게 손을 건네는 행위가 결혼의식에 포함되었다. 결혼식에서 신부는 신랑의 왼쪽에 섰으며, 이러한 풍습은 신랑이 불시의 공격이나 계획된 신부 도둑질을 방어할 수 있도록 무기를 휴대한 오른손을 자유롭게 사용하여야 하였던 과거 시대의 현실적인 이유 때문이었다. 그러나 이러한 관습의 이면에는 아마도 여성을 잠재적으로 평가절하하며 오늘날까지도 통용되고 있는 왼쪽에 대한 부정적 의미와 관련이 있어, 오른쪽, 남자, 선함 등을 하나로 묶고, 왼쪽, 여자, 약함 등을 다른 하나로 묶어, 동일시하는 경향으로 이어졌다. 일반적으로 오른손이 행위를 하는 손인데 비해 왼손은 어딘지 모르게 미흡한 구석이 있다. 왼쪽을 의미하는 어원을 사용하는 단어는 대개 '음흉하거나', '능력이 모자라거나', '음울한 모습'과 관련된 의미로 사용되었고, 결혼식장에서 왼쪽- 신부 측-의 평가절하도 같은 맥락이다.

손에 대한 체벌 중 한 손이든 양손이든 손을 잘라내는 것은 가장 끔찍한 형벌이였고, 오늘날에도 아랍지역의 몇 몇 나라에서 행해지고 있다. 가장 오래된 형벌인 보복형벌 poena talionis 의 기본 원칙에 따르면 가해자는 피해자가 받은 것과 똑같은 고통을 받아야 한다. 예컨대 이스라엘의 구약성서는 '눈에는 눈, 이에는 이, 손에는 손, 발에는 발'이라는 보복 형벌을 가했다. 손을 자르는 형벌은 특히 메소포타미아에서 주로 사용되었으며, 예컨대 아버지를 때린 아들, 환자를 치료하다가 죽게 한 의사, 또는 파종할 곡식과 가축 사료를 가로챈 농부들 등이 이러한 형벌에 처해졌다. 이집트에서는 공문서 위조나 강도만이, 로마법은 다른 사람의 몸에 심각한 훼손을 가했을 때, 게르만 족은 노예가 의도적으로 시민을 때렸거나 또는 왕실의 동전, 봉인(封印), 공문서 등을 위조했을 때, 하극상이 발생하여 부하가 사령관 앞에서 칼을 뽑는 경우에는 철저한 보복 형벌로써 손을 잘라버렸다. 허위맹세 때 서약한 손을 자르는 풍습은 게르만 신화에서 그 기원을 찾을 수 있다. 전쟁의 신 튀르 Tyr는 펜리르 Fenir 늑대를 잡으려 할 때, 자신의 오른손을 늑대의 입에 넣어 늑대를 안심시킨 뒤 잡았다. 하지만 그는 중간에 계략을 눈치챈 늑대에게 오른손을 잃고 말았고, 로마에 있는 '진실의 입' 조각상 전설도 비슷하다.

손을 잘라내는 것 이외에도 십자가에 손을 못 박는 로마 시대의 법, 이집트에서 순교자들이 손등을 마주 보게 묶고는 매달아 죽이거나, 사람들을 한손으로만 또는 엄지손가락의 가장 위쪽 부분만을 묶어 공중에 매다는 방법들도 사용되었다. 그밖에도 헬레니즘 시대에는 엄지손가락을 죄어 비트는 고문 도구가 사용되었으며, 손에 구멍을 낼 수 있도록 손가락 끝을 뾰족하게 만든 철제장갑 형태의 고문 도구도 있었다.

반면 신체를 손상시키지 않고 온전하게 매장하는 풍습이 있는 지역에서는 오히려 손을 보존하는 것에 신경을 썼으며, 이집트의 파라오를 미이라로 만들때는 물론, 이집트인들은 손가락과 손을 포함한 인간의 사지(四肢)는 어떤 특정한 신, 악령 또는 별자리 등에 분류될 뿐 만 아니라 그들과 동일시 된다고 믿었고, 그래서 무덤에 묻을 때 특히 손 부위를 주의 깊게 가슴위에 올려 미이라로 만들었던 것이다.

종교적 제례의식과 주술(呪術)에서의 손 동작도 극히 중요하여, 지금부터 약 2만 2천년 전의 후기 구석기 시대에 만들어진 동굴 벽화에서 손가락을 모두 펼친 왼손 자국들을 볼 수 있는데, 그것들은 일종의 제식 행위로 추정되며 아마도 더 높은 힘에 대해 마음을 열어놓고 기도하는 행위의 표시였으며, 황소나 사슴 등의 주위에 함께 등장하는 빨갛고 검은색의 손 그림들은 신석기 시대에 이어 빙하 시대 말까지 발견된다. 왼손이 단연 많은 것은 대부분 오른손잡이여서, 왼손을 그리기 위해 오른손을 사용했다고 생각된다.

경건함의 표현인 손을 포개는 행위는 고대중국에서는 상대방에게 경건한 존경의 인사이기도 하였으나, 또한 다른 사람의 위엄이나 폭력에 굴복한다는 세속적인 형식으로 변하기도 했다. 중세에는 신하가 영주에게 복종한다는 의미로 영주에게 손을 내밀면 영주는 자신의 손으로 신하의 손을 감싸는 의식이 있었다. 고대의 결혼식 그림에서는 신부가 신랑에게 손바닥을 쭉 펴서 내밀며 복종 의식을 거행하는 장면이 종종 발견된다. 손뼉치기는 현대까지도 종교적인 열의의 표현으로 사용되고 있다. 고대 메소포타미아에서는 기도를 하기 위해서는 항상 손을 청결하게 유지하도록 강요하였고, 손을 씻는다는 것은 수메르인들에게 있어서 '정화 의식' 또는 '제례 행위'나 다름없었다. 반대로 기독교도들은 기도하기 위해 손을 씻는 행위보다 죄가 되는 행동으로부터 손을 멀리하는 것이 더 중요하다고 생각하여 금욕 생활 중에는 목욕을 금하였다. 하지만 유태 문화에서는 씻지 않은 손에 악령이 자리를 잡는다고 생각하고 있다(Gross 1985).

맹세와 기도를 위한 제스처 이외에 혼령이나 악령과의 어떤 교류를 암시하는 손의 제스처들은 오늘날까지 여전히 통용하고 있다. 하품을 할 때 손으로 입을 막는것도, 옛날에는 벌린 입으로 악령이 스며드는 것을 막기 위해 실행하였고, 이슬람 국가에서 손은 부적으로 특별한 의미를 갖고 있다. 그 중에서도 특히 마호메트의 가장 사랑하는 딸의 이름을 따서 '파티마의 손'이라 불리는 손 모양의 부적은 이슬람교도들에게 마호메트의 성스러운 가족의 일원(一員)임을 상징하는 물건으로 각광을 받고 있다. 이 부적의 다섯 손가락은 이슬람교 신앙의 다섯 가지 지주(枝柱), 즉 신앙고백, 의무적인 기도, 자비, 라마단, 성지순례를 말한다. 오늘날에도 흔히 사용되는 손동작 중에는 헬레니즘 시대의 영향을 반영하고 있는 것이 많으며, 엄지손가락을 둘째손가락과 가운뎃손가락 사이로 내밀어 여성의 성기를 표현하는 동작 등이나, 가운뎃 손가락과 엄지손가락을 연결하는 동작은 죽은 자로부터의 보호를 의미하며, 중세 후기의 유태인들은 묘지 도둑들로부터 묘지를 지키기 위해 죽은 자들에게 이런 손 자세를 취하게 한 후 매장했다.

예전에 스페인이나 이탈리아에서는 안전한 귀향을 기원하는 의미로 다른 손가락은 모은 채 둘째 손가락과 새끼손가락을 내미는 동작 mano comuta을 취했다. 그러나 이 손가락 동작은 오늘날 그 의미가 변모하여 부인이 다른 남자와 바람을 피운 남자를 조롱하는 의미로도 사용된다.

손으로 만지는 행위는 또한 질병을 고치는 의미도 있다. 병을 치료하기위해 성직자, 마법사, 의사 등은 한결 같이 그들의 손을 병자의 아픈 신체 부위에 올려놓는다. 병든 육체를 치료하기 위해 손을 아픈 부위에 올려놓고 아홉 번 주문을 외우는 의식도 있다. 손바닥을 병자의 배 위에 올려놓고 힘껏 누르면서 주문을 반복하여 외는 행위는 신장병 치료에 흔히 사용되었다. 4세기 초엽 이래로 교회에서는 기독교에 귀의하는 사람들에게 손을 머리에 올리고 세례를 주는 풍습을 지키고 있다. 여기에도 주술적인 의미가 담겨 있는데, 손을 신자의 머리에 올려놓는 행위를 통해 사람들은 목자의 손이 정령을 새로운 육신으로 불러들이고 모든 부정적인 것들을 없애는 통로의 역할을 한다고 믿었다(Behm, 1911). 단지 병을 치료할 때 뿐만이 아니라 영약을 조제할 때도 손은 아주 중요하여, 약초를 캘 때는 칼을 사용할 수 없었고, 약초는 보통 왼손으로 채취하는데, 종종 왼손의 엄지 손가락과 약지 손가락만으로 약초를 만지도록 규정해 놓기도 했다. 이때 약초는 엄숙한 의식을 통해 효험있고 신령스러운 물건으로 공표되었다(Gross, 1985).

사랑의 주술은 대개 점토와 밀랍으로 된 인형을 만들어 몸통에 주문을 써놓고 인형의 손과 팔에 바늘로 구멍을 내어, 마법을 건 대상이 자신외에는 다른 어느 누구도 생각하거나 좋아하지 않도록 하는 효과를 발휘한다고 믿었다. 마법의 책에 나온 사랑의 묘약 제조법을 보면 왼쪽 약지손가락의 피와 손톱을 섞어 넣도록 지시하고 있다. 마법의 약을 제조할 때 가장 좋은 재료는 죽은 사람들이며, 그 중에서도 처참하게 살해된 사람들의 시체가 가장 효과가 좋았다. 왜냐하면 처참하게 죽음을 당한 사람들의 영혼은 육신과 헤어지지 못하고 그 주변에 머물러 있는데, 이런 육신이 특히 신령한 힘을 발휘한다고 믿었고, 결혼을 못하였거나 아이 없이 죽은 사람의 시체도 효험이 있다고 하였다.

'우시아 ousia'라 불린 마법의 재료는 죽은 자의 머리카락, 발톱, 손톱 등에서 채취하였는데, 그 이유는 죽은 후에도 그것들이 계속 자라는 것으로 보아 무언가 비범한 영적(靈的)힘이 담겨있다고 믿었기 때문이다.

2. 손금(Chiromancy)과 수상술(手像術, Chirognomy)

고대의 수많은 예언 방법 중에는 손이 중요한 역할을 하는 경우가 많았는데, 각각의 손가락은 종교에 따라 다양한 특정 신에게 귀속되어 있다고 믿었다(그림 39).

오른손 새끼손가락은 머큐리 Mercury 신(그리스 신화의 헤르메스, 수성)의 것이었다. 사람들은 새끼 손가락이 아프거나 경련을 일으키면 노예들이 주인을 속인 표시로, 어린 소녀들에게 일어나면 꾸지람 받을 짓을 한 표시로, 과부에겐 부정한 교제를 드러내는 표시로 받아들였다. 약지손가락은 아폴로 Apollo 신(아폴론, 태양)의 것이었고, 이 손가락의 경련은 그리스인에게는 부(富)를, 노예들에게는 위험을 예고하는 것이었다. 불길한 신인 새턴 Saturn (크로노스, 토성)과 결부된 가운데 손가락의 경련은 대개 나쁜 일을 예고하며, 보통 사악한 시선에 사로잡힌 것을 뜻했다. 그래서 이런 경련은 노예에겐 압제를, 소녀에겐 질병을 암시하였으나 과부에게만은 긍정적인 것을 예고하는 것으로 받아들여졌다. 주피터 Jupiter 신(제우스, 목성)과 결부된 둘째 손가락의 경련은 피해가 발생할 징조로, 그리고 비너스 Venus(아프로디테, 금성)의 총애를 받는 엄지손가락이 가렵다는 것은 항상 행운과 소득을 약속하는 것이었다. 손가락의 경련이나 동통 등으로 미래를 점치는 이런 예언은 오늘날에도 여전히 유럽이나 미국 등지의 손금술에서 널리 이용되고 있다.

바빌론과 로마에서는 기형아들을 종교적 공동체와 신 사이의 교류를 방해하는 불길한 징조로 받아들였다. 오른쪽은 자기 자신을

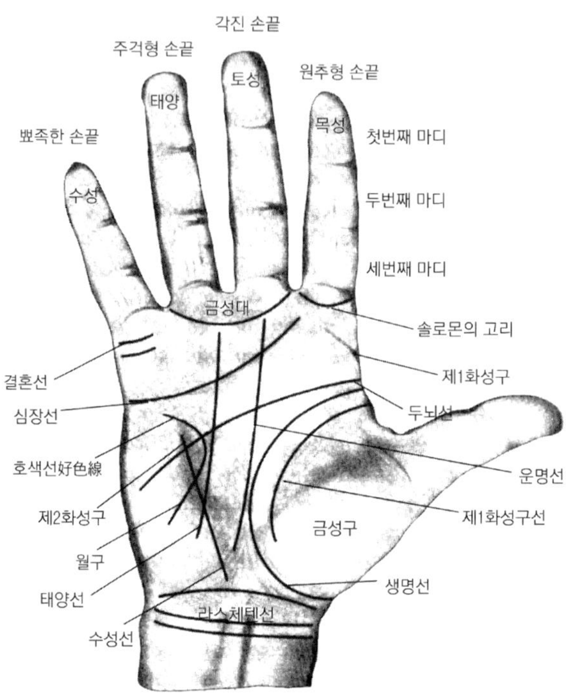

그림 39. 수상술(Chirognomy)과 손금술(Chiromancy)

의미하고 왼쪽은 적대적 인물을 의미하기 때문에 함께 자란 쌍둥이가 오른손을 잃는 것은 자기 나라의 수확이 파괴되는 것을, 왼손을 잃는 것은 인접국의 피해를 의미했다. 갓 태어난 아이에게 오른손이 없다면 고향이 파괴되는 것으로, 양손이 없으면 도시가 정복당하는 것으로 생각했다. 오른손의 손가락이 모자라면 왕이 적에게 붙잡히는 것을 의미했고, 오른손의 손가락이 여섯 개이면 전집안의 불행과 몰락을 의미했다. 한 아이가 두개의 머리, 네개의 손과 발(샴쌍둥이)을 가지고 태어났다면 그것은 국가 전체가 망하는 흉한 징조로 여겨졌다.

우리에게 잘 알려진 손금술 Chiromancy 은 대개 별자리와 관련이 있는 손의 선이나 굴곡을 해석하는 기술이다. Chiromancy라는 단어는 손을 뜻하는 그리스어 cheir 와 예언자를 뜻하는 mantis 의 결합으로 만들었다. 그에 비해 수상술 Chirognomy 은 손의 생김새를 통해 사람의 성격을 해석하며 손금술보다 그 역사가 더 깊다. 함무라비 시대에서 유래한 바빌로니아의 문헌을 보면 일정한 특성을 나타내는 손을 '리라의 손' 또는 '사자(死者)의 손'이라 부르면서 그 사람의 미래를 예언하는 기록이 있다. 손들은 다양한 시대, 다양한 장소에서 각각 다른 언어로 말해진다.

손금으로 미래를 해석한 손금술 중 가장 오래된 것은 기원전 15세기의 고대 인도 문헌에서 찾아볼 수 있다. 수상술은 기원 전 2세기 중국에서 비술(祕術)로 여겨져 일부 사람들만이 이에 대한 지식을 전수하였고, 손의 형태나 생김새를 토대로 하고 있는데 색깔도 중요한 역할을 했다고 한다. 그리스와 로마에서 수상술은 사회적 생활양식의 중요한 구성 요소로 자리잡고 있었다. 로마의 시인 유베날 Juvenal 의 기록을 보면 상층 사회의 여자들은 주로 점성술사를 찾았고, 하층 사회의 여자들은 수상술사를 찾았던 것으로 나타나며, 그 결과에 대하여는 확고한 믿음보다는 단순한 소일거리 정도로 생각했던 것 같다.

중세에 손을 보고 예언하는 사람들은 대부분 집시들이었다. 인도에서 그 뿌리를 찾을 수 있는 이 집시들은 유럽의 이 나라에서 저 나라로, 도시에서 도시로 포장마차와 함께 유랑하는 집단이었다. 이들은 집시 고유의 언어를 사용하면서, 빠른 춤과 무곡(舞曲)을 즐기며 남들과 다른 생활을 했기 때문에 두려움이나 박해의 대상이 되었다. 당시의 유럽에서는 이들이 우물에 독(毒)을 풀어 넣는다던가, 아이를 유괴하고, 사람고기를 먹는다든가 하는 말과 함께, 사람들은 집시들이 손을 보고 미래를 읽는 능력을 지녔을 뿐만 아니라 다른 사람의 미래에 영향을 끼칠수 있는 능력도 지녔다고 믿었다. 이들은 사람들이 자신들에게 은화를 주면 그것으로 그 사람의 손금을 보아주고 미래를 위협하는 악령을 쫓아낼 수 있다고 하면서 수입을 올렸다.

중세 말과 초기 르네상스를 지나면서부터 점성술과 수상술은 서로 결합되어 사용되기 시작했다. 16,17세기의 르네상스 시대의 요한 크리스토프 라바터 Johann Christoph Lavater 는 수상술(chirognomy)을 주제로 다룬 4권짜리 분량의 총서, 〈인간에 대한 지식과 애정의 촉진을 위한 인상학〉(Physiognomische Fragmente zur Beforderung der Menschenkenntnis und Menschenliebe)을 편찬하여 손과 관련한 각 사람의 고유한 성격들을 기술했다. 작센 왕의 주치의였던 칼 구스타프 카루스 Carl

Gustav Carus는 손은 영혼의 거울이며, 또 프랑스의 스타니슬라스 다르펭티니 Stanislas d'Arpentigny 는 다수의 사람들을 관찰한 결과 손은 그 사람의 성격과 능력에 대한 정보를 주기 때문에, 이들은, 손을 통해 그 사람의 앞날의 운명도 내다볼 수 있다는 결론을 내렸다(Lyons, 1991).

손을 읽는 데 중요한 것은 손의 크기와 손가락 길이, 손톱 모양, 굴곡, 손금, 지문 등이다. 보통 오른손잡이의 경우 유전적인 특징은 왼손에 나타나고, 오른손에는 후천적인 특징이 드러난다고 한다.

수상술(Chirognomy)에서 첫번째로 평가하는 것은 손의 전체 크기다. 정확히 말하자면 가운데 손가락의 끝에서 시작하여 손목관절 부위의 튀어나온 부분까지의 길이가 손의 크기가 된다. 성인 여자 손의 평균 길이는 18~18.5㎝, 남자 손의 평균 길이는 18~19㎝에 달한다. 손의 길이가 길면 비교적 더 섬세하고 복잡한 일을 처리할 능력이 뛰어나며, 반면 작은 손을 가진 사람들은 조직력은 좋지만 인내심은 별로 없다고 한다.

이제 19세기에 프랑스의 다르펭티니가 기본 유형으로 묘사한 7개의 손 유형을 보면(그림 39),

① 원초적이고 즉물적(卽物的)인 손은 선이 별로 없고 넓으며 손가락이 짧고 강하며, 손톱은 작고 넓다. 이러한 손의 소유자들은 습관의 지배를 많이 받으며, 느리고 나태하기 때문에 주로 육체노동과 관련된 직업을 갖는 것이 적합하다.

② 각이 지고 잘 정돈된 손은 모든 손가락 길이가 거의 같고, 손톱은 짧고 네모나다. 이러한 손의 소유자는 소극적이지만 충직하고 성실하여, 논리적이며, 신뢰할수 있어 정치가, 법관, 의사 등과

같은 인내심을 요하는 직업이 적합하다.

③ 주걱형의 활동적인 손은 손목관절이나 손가락 하부가 넓어 손가락 끝이 평평하고 넓적하며, 손톱은 손처럼 보통 주걱형이다. 이런 손을 소유한 사람은 자의식이 강하고 성격이 강인하지만, 자신의 머리를 너무 강조하기 때문에, 이들은 야심이 많고 자립적이며, 상상력이 풍부하고 창조적이어서 학문적인 직업이나 창조적인 예술 활동을 하게 된다.

④ 철학적이고 분석적인 손의 손바닥은 대부분 길고 두께가 얇다. 이런 손은 손가락 관절에 주름이 많고 손가락 끝이 모가 나 있는데, 관절의 주름이 많을수록 분석적인 사고 능력이 발달되어 풍부한 착상과 직감으로 창조적 행위를 선호하는 경향을 보이나, 반면 추상적이고 모호하여, 돈이나 재정적인 면에는 관심이 별로 없어, 부분적으로는 비현실적이고 소극적이다.

⑤ 원추형의 매끈한 손은 손가락 하부로 갈수록 가늘어져, 손가락은 뾰족하게 뻗어 있고 손가락 끝은 약간 둥글며 손톱이 길다. 이런 손의 소유자들은 성격이 매우 예민하여, 창조적 예술 활동에 적합하며, 사치와 사교적 사업에 대해서도 흥미를 보인다.

⑥ 심리적이고 이상주의적인 손은 손바닥이 좁고, 손가락은 우아하고 굵기가 같으며 손톱이 긴 손들인데, 주로 몽상적이며 비현실적인 이상주의자들에게 찾아볼 수 있다. 이런 손의 소유자는 신뢰할 만하며, 친절하고 관대하거나 무비판적이다. 인품이 선량하고 감정이 풍부하고 정직한 이들은 특히 사회적인 직업과 자문 활동에 적합하다.

⑦ 일곱 번째 유형의 손은 손바닥, 손가락, 손톱이 어떠한 형에도

뚜렷이 속하지 않는 소위 '혼합형'이다. 이런 유형의 사람들은 다방면에 능통하지만 정신적으로 다소 불안하여, 가지각색의 일에 종사하지만 어디에서도 특별히 두각을 나타내지 못한다. 그러나 매사에 적응을 잘하기 때문에 모든 활동 분야에 어울리지만, 그 중에서도 특히 판매업에 적합하다.

수상술의 규칙에 따르면 엄지손가락은 이성, 즉 의지, 논리적 사고, 판단력 등을 드러내주는 것으로, 사랑의 여신인 금성의 것이다. 엄지손가락은 또한 생명력과 에너지를 표현한다.

엄지손가락이 길면(집게 손가락 가장 아랫마디의 반 이상일 경우) 지성, 감수성, 관찰력 등이 뛰어나며, 짧으면 즉물적인 성향이 있다. 전체 형태가 크다면 추진력, 실행력, 지배욕이 큰 것이다. 종파의 통솔자, 통치자, 강한야심과 인내력을 지닌 남자들, 선생들은 엄지손가락이 매우 크다. 그러나 이와 같은 손의 특성은 수상술에서의 통계적 결과여서, 그 결과에 자신을 크게 적용할 필요는 없으며, 단순히 흥미삼아 자신의 손을 드려다 보면 된다.

반대로 손금술(chiromancy)은 수상술보다는 더 많이 알려져 있다. 손금을 보는 사람들은 손바닥에 새겨진 굴곡과 선을 주의 깊게 관찰한다. 이들은 결코 이러한 손바닥의 선이나 굴곡이 오랜 기간 손을 사용한 결과 만들어진 것이라고 생각하지 않으며, 태어날 때부터 이미 개개인의 운명을 결정한다고 믿는다.

서양 손금술에서는 특히 생명선, 두뇌선, 심장선, 운명선(토성선), 태양선이 중요한 의미를 차지하며, 그 외 금성대, 솔로몬의 고리, 수성선, 호색선, 제 1 화성선, 결혼선, 라체텐선 Razetten 등이 있다(그림 39).

생명선은 점성술사에겐 활력, 에너지 원동력의 상징이다. 그 선은 엄지 손가락 안쪽의 제 1 화성구에서 시작되며 부드러운 곡선으로 금성구를 빙 돌아서, 이상적인 경우에는 손목까지 이른다. 생명선이 끝에 가서 금성구를 더욱 선명하고 완전하게 둘러쌀수록 생의 최후가 더욱 조화롭게 전체와 결합되어 전개된다. 선이 길고 잘 나타난다면 끊임없는 활기와 힘의 특성을 지니게 되며, 그 선이 약하고 짧다면 에너지가 부족하여 경미한 피로에도 쇠약하다. 선이 불완전하게 나타난다면 그것은 에너지 손실, 무기력을 나타내며, 선에 사슬모양이나 고립된 곳이 있다면 활력 상실을 의미한다. 그리고 생명선이 화성선에 의해 이중으로 형성되어 있다면 원동력이 강화된다는 것을 의미한다.

두뇌선은 이성, 지성, 생각에 많은 영향을 끼친다. 만약 이 선이 뚜렷하다면 신중한 사람이며, 희미하다면 실무에 정통하며 지적 재능이 있는 사람이다. 선이 불완전하게 형성되어 있다면 상념이 많이 생기는 것을 의미하며, 사슬모양이나 고립된 곳, 또는 작은 기복이 있다면 이는 생각이 불안정하거나 변덕이 심한 것을 의미한다. 이 선이 두 개로 나타나면 정신 능력이 더 강한 것이다. 이 선이 아래쪽으로 내려가면 상상력이 풍부한 것이고, 태양구 쪽으로 갈라져 내려가면 미적 감각이 좋은 것이다.

심장선은 감정의 강도, 정신과 힘의 발달 등을 표현한다. 이 선은 메르쿠리우스 Mercurius 언덕에서 나와 태양선과 운명선을 지나 목성구에서 끝난다. 심장선은 정신적이고 순수하며 남을 배려하는 사랑을 나타낸다. 여기서 말하는 사랑은, 금성구로 대표되고 감각적 욕망, 즉 육체적인 성욕을 말하는 것이 아니라,

가장 이상적인 진실한 의미의 사랑이다. 이 심장선에 사슬이나 고립된 곳이 있다면 이는 이상주의적인 사랑의 붕괴를 의미하여, 이기심, 질투, 속박을 초래한다. 더욱 나쁜 것은 심장선이 곁가지 없이 곧장 목성 손가락 마디로 뻗는 것인데, 이렇게 되면 지배욕에 사로잡혀 자기 자신을 몰아댈 뿐만 아니라 사랑하는 사람에게도 가시적인 형태의 무리한 요구를 강요한다. 심장선은 가지가 많고 생동감 있는 형태를 띤 것이 좋다. 이런 형태의 사랑은 항상 타오르는 불꽃 속에서 거듭 새로워져서 권태와 무미건조함으로 빠지지 않기 때문이다(Mangoldt. 1991).

곧고 선명한 운명선은 자아(自我)를 내세우는 힘이 강하게 작용하고 있다는 뜻이므로 오히려 느슨하게 손을 가로지르는 운명선을 긍적적으로 평가한다. 가끔 운명선이 없는 손들도 있는데 이런 사람들은 주로 충동적인 본능에 따라 그때 그때 자율신경적인 삶을 산다. 운명선이 약하다면 이것은 성공을 얻기 위해 힘들게 노력을 해야 한다는 뜻이다. 특히 토성구에 별 모양이나 십자 모양의 잔금들이 많다면 이는 고통의 징후여서, 사람들은 액운을 피할 수 없다고 느끼기 때문에 오히려 자기 암시적으로 불행을 기다리는 체념적인 경향이 있다.

마지막으로 태양선은 예술적인 창조성과 다른 사람으로부터의 인정을 나타낸다. 이 선은 월구나 다른 손금들 중 하나에서 뻗어나와 태양구로 진행한다. 생명선이 사람들을 활동하도록 재촉하는 종족 보존의 힘이 작용한다면, 태양선에는 자아보존을 촉구하는 힘이 있다. 자아보존의 힘은 인간이 지닌 개별적이고 창조적인 능력을 뜻하므로, 이 선이 분명하게 나타난다면 그것은 총명함을 말해주는 것이며, 이 선이 약하게 나타난다면 인내가 필요하다는 뜻이다. 이 선이 없다면 그것은 불확실성을, 사슬 모양과 고립된 부분은 비생산적인 시기를 겪게 되거나 창조성이 약화됨을 나타낸다. 이 선이 손목 근처에서 시작된다면 예술에 대한 조예가 깊을 뿐만 아니라 탁월한 예술적 능력을 지닌 것이다. 이 선이 생명선에서 시작되는 것은 화목한 가족 생활 관계가 있고, 두뇌선에서 시작된다면 지능이 좋다는 뜻이다. 이 선이 심장선에서 시작하면 손 기술이 좋은 것이며, 운명선에서 시작되면 예술가로서 성공할 가능성이 높다는 뜻이다.

사람들의 특성이 손을 통해 나타난다면 음울한 성격도 손에 그 흔적을 남길 것으로 추측해 볼 수 있다. 손금술 책에 따르면 상습적으로 거짓말을 하는 사람은 월구가 매우 발달해 있다고 한다. 이런 사람은 손가락 끝이 뾰족하고 엄지손가락은 짧으며, 손 가장자리 근처에서 생명선으로부터 분리되어 나온 두뇌선은 두 갈래로 갈라지면서 짧게 끊어져 있다. 살인 본능을 가진 사람들은 꾸불꾸발한 손가락과 몽둥이 모양의 엄지, 그리고 매우 짧고 구부러진 손톱이 있는 못생기고 딱딱한 손을 가지고 있다. 여기에 두뇌선은 짧고 짙은 색을 띠며 넓고 깊게 패여 있거나, 한 개나 두 개의 원이 형성되어 있다. 아니면 각진 형태로 심장선과 결합하고 생명선과는 분리되어 나타난다.

탐욕스럽고 사악한 여자들은 주로 남성적인 외모로 광대뼈가 튀어나오고 마른 편이다. 그들의 손은 길고 기름기가 없으며 주름이 많고, 심장선은 가지가 없으며, 두뇌선은 길고 곧다. 그에 반하여 경솔하고 향락적인 여자들의 손은 두껍고 살이 많고 금성대가 있으며,

엄지 손가락이 짧다(Mangoldt, 1991). 그 외, 사람의 건강 상태와 손의 외관 사이에는 명백한 연관성이 있기 때문에, 주름이 많은 손가락은 폐 질환이나 만성적인 질환이 있음을 암시해 주며, 월구가 붉으면 간 질환이 있을 가능성이 크다. 하지만 이런 겉보기 수상술을 통한 진단법의 진위에 대해서는 의학적으로 밝혀진 바가 없다.

결론적으로 손금술과 수상학은 지난 몇 세기 동안 카멜레온처럼 변화해 왔고, 오늘날에도 유명인들의 손금이나 통계학적 자료들을 들이대며 여전히 그 확실성을 강조하고 있다. 그러나 손금술과 수상학이 우리 모두의 인생에 대한 확고한 지침으로서 적합하지 않다는 것은 자명하다. 단지 자신의 손금이 긍정적이라면 보다 좋은 쪽으로 노력하는 것이 좋겠고, 부정적이라면 개선하는 노력을 하여, 재미로 관찰하는 것이 마음 편하다.

3. 한국인의 손금 보는 법(수상,手相)

사람은 손바닥에 많은 선(線)이 종횡으로 길거나, 짧게, 굵거나 가늘게 나타나 있어 인류의 역사와 거의 같은 오랜시간을 동양, 특히 중국이나 우리나라에서 직업, 애정, 건강, 재능, 운명 등 인생항로의 성쇠에 대하여, 오랜 세월 유명인들과 무명인들, 권력자나 정치인들, 심지어 범죄자 등 모든 사람들의 역경과 성공, 경험을 토대로 통계적이고 철학적인 학술로써 수상(手相, 손금)이 발전하였다.

예전에는 여자는 왼쪽 손금을, 남자는 오른쪽 손금을 보아 왔으나, 지금은 양쪽 손금을 다 본다고 하며, 우뇌와 관련된 왼쪽 손금은 개인적, 내적, 정서적인 태어 날 때 부터의 선천성 손금(연애, 결혼운

등)을, 오른쪽 손금은 사회적, 외적, 이성적인 후천성 변화(사업, 금전운 등}, 즉 자신의 미래, 운, 직업등을 예측한다고 한다.

물론 손금의 결과는 생활환경이나 개인의 노력과 수양에 따라 변화할 수 있는 것이나, 선조들의 손금보는 법에 따라 본래 자신이 가지고 있는 숨은 능력과 재능을 발견하고, 그에 따른 노력을 하여 항상 자심감과 만족감을 가지고, 스스로의 인생을 개척해 나가는 것 이여서, 일면 재미로 볼 수 도 있을 것이다.

우리나라 전래의 수상, 손금의 해석은,

① 생명선: 인간의 생명에 관한 수명의 장단(長短)과 건강상태를 나타내며 일상생활을 통한 신체의 질병, 부상, 사고 등의 변화를 판단한다.

② 지능선: 개인의 지적 능력과 지능정도를 나타나며 정신력, 추리력, 사물을 관찰하고 행동하는 두뇌의 활동상황을 판단한다.

③ 감정선: 사회적 활동을 통한 운세의 변화와 성공, 실패의 과정을 사랑, 우정, 부부애, 모성애 등 애정의 전개와 희노애락의 감정을 판별한다.

④ 운명선: 사회적 활동을 통한 운세의 변화와 성공, 실패의 과정을 나타내며 사회생활의 운(運), 불행(不幸)의 도래와 시기 등 운명 노정을 판단한다.

⑤ 결혼선: 연애, 결혼에 관한 이상과 애정문제를 나타내며 결혼운, 시기, 이혼, 부부생활의 행, 불행의 변화과정을 판단한다.

⑥ 태양선: 사회적인 지위와 신용, 인기, 매력 등을 나타내며 운명선과 함께 어느 정도의 신임과 인정을 받고 행복한 생활을 누릴 수 있는가를 판별한다.

손금중에는 일자 손금(제왕의 손금, 막쥔 손금)이 있다고 하는데, 두뇌선과 심장선(감정선)이 하나로 결합되어 ,보통사람들 같이 이성과 감정사이에서 갈등하는 것이 없고, 냉정한 이성과 격정적인 감성이 결합하여 상승효과를 보이는 손금으로써, idea가 많고, 냉정하고 철저하게 일을 처리하는 카리스마가 있고 재물운이 따른다는 눈금이다. 도요도미 히데요시, 로널드 레이건, 우리나라 재계의 정 주영씨들이 이 제왕의 손금을 갖고 있었다는데 확인할 수는 없겠다. 또 히데요시가 어린시절 천(賤)하게 남의 집 종살이를 할 때, 지나던 스님이 일자 손금을 가진자는 천하를 재패한다는 말에 칼로 손바닥을 그어 일자 손금을 만들고 후에 일본 천하를 통일하였다는 얘기는 그냥 어느 손금 점장이가 지어낸 억지 우스개일 것이다.

이상에서와 같이 서양인과 한국인의 손금이나 수상 보는 법이 서로 약간씩 다르다는 것은 동양과 서양의 민속 사상, 철학의 깊이와 발전양식이 다르고, 삶에 대한 전통이나 민속, 민족의 생활 방식도 서로 달라 그러하겠지만, 서양과는 달리 동양과 우리나라의 손금보는 법에서는 노력하면 손금도 바뀐다고 하니, 손금이 좋으면 좋은데로, 손금이 나쁘다고 하여 자기 삶에 충실하지 않고 노력없이 손금에 자신을 맞추는 어리석음은 없어야 하겠다.

마 침 글

이제 33년간의 의과대학 교원 생활을 정년 마감하며, 그간 평생의 학문의 길로 생각하였던 사지 골관절 종양(Soft Tissue, Bone and Joint Tumor), 소아(Pediatrics)정형외과, 수부외과(手部外科, Hand Surgery)의 길을 떠나려 하니 말과 글로써는 표현하기 어려운 만감(萬感)이 교차합니다. 그간 저를 학문의 길로 인도하여 주셨던 문명상, 故김인 교수님께 진심으로 감사드리며, 저의 열렬한 후원자이고 동반자이신 김형민, 강용구, 박원종, 송석환, 정양국 교수님을 비롯한 저희 대학 정형외과학교실의 종양연구회 및 수부연구회(수연회, 手硏會) 회원님들께 고마웠다는 말씀과 함께 끝없는 발전을 기원합니다.

학문 특히 의학의 길은 한없이 세분(細分)화되고 있으나, 그 완성의 폭은 끝없이 깊고도 넓어 개인의 평생에 다 이룰 수 는 없을 것입니다. 손을 사랑하는 수부외과 의사들의 끝없는 발전과 정진으로 손의 기능 장해와 각종 암으로 고통을 받는 사람들이 적어졌으면 하는 바램으로, 평소 아름다운 손에 대하여 제가 갖고 있던 조그만 심정을 글로 남기고자 하였습니다.

손에 대한 글을 써봐야 겠다는 마음은 2002년 어느 날 후학(後學)이 선물한 마틴 바인만의 "손이 지배하는 세상"(박규호 옮김)을 읽고 깊은 감명을 받고 난 후 부터이며, 옥스퍼드 대학의 너필드 정형외과

센터에 수부외과 전공 유학 중 구입한 "의학 500년사"와 "Medicine in art", "Musician's hand" 등 연대별 의학의 발달과 "미술속에 표현된 의학"에 관심을 갖고 난 2006년부터 "아름다운 창조의 손"에 대한 자료를 모으기 시작하였습니다.

미흡하기 짝이 없는 잡학(雜學)이지만 "한번 쯤 읽어 볼 만은 하네"라는 평을 내려주시면 고맙고, 끝으로, 끝없는 사랑으로 평생 저를 지켜보아 주셨으나 지금은 제 곁을 떠나신 부모님들과, 제 곁에 있는 가족들, 그리고 항상 변함없는 미소의 비서 손호진孃께 감사하다는 말씀을 올립니다.

감사합니다.

2012년 12월

가톨릭대학교 의과대학 정형외과학교실

교수 **이 승 구** 올림

참고문헌

1. 마틴 바인만 엮음/ 박규호 옮김. 손이 지배하는 세상: 2002. 도서출판 해바라기(주).
2. 이승구: 수부의 기능적 해부(Ⅰ,Ⅱ부)(생역학적 기능을 중심으로) 최신의학 Vol. 32, No. 8, 15-21(Ⅰ부), Vol. 32, No. 9, 25-29(Ⅱ부)
3. 이승구, 송석환: 원위 요-척 관절의 생역학 및 불안정성의 치료. 대한 수부외과학회지. Vol.3, No.1 S-71-79. 1998.
4. 한수봉: 수근 관절의 구조와 기능. 대한수부외과학회지. Vol.3 No.1 S84-S91, 1998.
5. Aggleton JP., Kentridge, RW., Good JM.: Handedness and Musical ability : A study of professional orchestral players, composers and choir members. Psychology of music 22 (1944) S148-156.
6. Alam EH Emery and Marcia LH Emery.: Medicine and art : 2003. Royal Society of medicine press Ltd.
7. Amunts K., Schlaug A., Zilles K.: Motor cortex and hand motor skills : structural compliance in human brain. Human brain mapping 5 (1997) S206-215.
8. Bangert M., Parlity D., Altenmuller E.: Audio-motor integration in beginner and expert pianists : a combined DC-EEG and befavioural study. Gottingen neurobiology report. 1998. S753.

9. Bishop DVM.: Handedness and developmental disorder : Hillsdale(Lawrence Erlbaum) 1990.
10. Coren S., Halpern DF.: Left handedness. A makers for decreased survival fitness. Psychological bulletin 109 (1991) S90-106.
11. Eglintor E., Annett M.: Handedness and dysplaxia. A meta-analysis. perceptual and motor skills 79/3 pt2 (1994) S1611-1616.
12. Jami Schriv: 인류진화의 여정, National geographic 3-35, 2010.
13. Jancke L., Schlaug G., Steinmitg H.: Hand skill asymmetry in professional musicians. Brain and cognition 34.(1997) S424-432.
14. Jeusen TS., Krebs B., Nielsen J., Rasmussen P.: Immediate and long term phantom limb pain in amputees. Incidence, clinical characteristics and relationship to pre-amputation limb pain. Pain 21(1985) S267-278.
15. Keller, H.: The story of my life. New York. 1902.
16. Machenzie CL., Iberall T.: The grasping hand. Amsterdam (North Holland) 1994.
17. Karni A., Meyer G., Jeggard Py., Adams, MM, Turmer R., Ungerleider LG.: Functional MRI evidence for adult motor cortex plasticity during motor skill learning. Nature 377(1995) S155-158.

18. Katz J., Melzach R.: Pain memories in phantom limbs. Review and clinical observations. Pain 43(1990) S319-336.
19. Newcombe F., Ratchiff G.: Handedness, speech lateralization and ability. Neuropsychologia 11(1973) S399-407.
20. Ryan Russo: Speaking with hands : 2009. 대림미술관.
21. Schachter SC., Ransil BJ.: Handedness distributions in nice professional groups. Perceptual and motor skills 82/1 (1996) S51-63.
22. Sherman R., Sherman C.: Chronic phantom and stump pain among american veterans. Results of a survey. Pain 18(1941) S83-95.
23. Tam LE.: Laterality and motor skills in four-years olds. Child development 56(1985) S119-124.
24. Tubiana R., Amadio PC.:Medical problems of the instrumentalist musician 2000. Gillinham. Kent. U.K.
25. Winspur I., Wynn Parry CB.: The musician's hand. A clinical guide, London UK. 1998.
26. Yasuo Ueba(김풍택 역) : 손의 기능과 해부. 경북대학교 출판부 2001.

찾아보기

아름다운 창조(創造)의 손

인쇄일 | 2013년 1월 9일
발행일 | 2013년 1월 26일
지은이 | 이승구
발행인 | 엄 철
발행처 | 최신의학사
등 록 | 1995년 8월 7일 제 2-2019호
주 소 | 서울특별시 중구 장충동 2가 187-30
전 화 | 02-2263-4723
팩 스 | 02-2263-4726
이메일 | newmedj@korea.com

ISBN 978-89-88159-36-1
가격 20,000원